赤ちゃんに やさしい お産

いろはかるたにみる妊娠・出産の真相

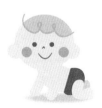

医学博士
長谷川 功
Hasegawa Isao

はじめに

　2023年の出生数はわずか72.7万人という少子化日本ですが、私が産婦人科医になった1983年には、まだその2倍以上の150.9万人の出生がありました。以後41年にわたり、新潟大学医歯学総合病院、秋田赤十字病院、現在の済生会新潟病院などで、ほぼ3万件の出産に直接立ち会うか、院内でのカンファレンス等により間接的に経験してきました。

　3万件の出産では、感動的なものも数多くありましたし、また怖い思いも幾度となく経験しました。昭和のような物言いで恐縮ですが、頭より体でお産を覚えてきたことにより、私なりに妊娠・出産の真相がおぼろげながら見えてきたように感じています。

　妊娠・出産は、単に医学的な面だけでなく、多くのご家庭が経験される身近なものですので、赤ちゃんの性別・命名、立ち会い出産、母乳育児、兄弟姉妹を含む家族の在り方など、周辺領域も豊富で多彩です。また、上述の少子化問題をはじめ、産婦人科医師不足、産科医療事故、代理出産等、社会的な関心の高さも、他の診療科より群を抜いています。

　41年間の経験で得られた、妊娠・出産の真相というべきものを、上記の関連領域と併せて、48項目の「いろはかるた」に整理したのが本書です。一般的な医学的事項は最小限にし、私の経験や済生会新潟病院でのデータを中心とし、読みやすいエッセイ風にしました。実際にあった爆笑ネタも随所に取り入れました。私はTVドラマや小説だけで

なく、和歌、俳句が好きな珍しい医者で、話を分かりやすくするために適宜取り入れました。

　48項目のうちの10項目の内容は、以前新潟日報紙上で「生命こんにちは・産科医日記」として連載したものです。各かるたは語呂よく五七五の川柳形式になっています。例えば「予定日が〆切というわけじゃない」からは、出産予定日までに産まなくてはいけないわけではないことがお分かりいただけると思います。

　妊娠・出産においては、妊婦さん側と医療者側で認識の異なることが多々あります。例えば、流産は意外と多いこと、妊娠初期の出血や臍帯巻絡(さいたいけんらく)は日常的にみられること、胎児は大きめの方が安心であること、胎盤早期剥離という怖い病気があること、帝王切開をする方が産婦人科医にとってはむしろありがたいことなど、枚挙にいとまがありません。妊婦さんやそのご家族がこうした実態を理解されることで、主治医の先生や助産師さんと感覚、思いを共有し、よりよいお産をしていただけたら、これに勝る喜びはありません。

　本書は産科の将来を担う若い産婦人科医や助産師さんにも向けても書きました。いくつか登場する印象的な出産は、貴重な症例報告でもあります。患者さんへの説明の仕方・内容としても、参考になるのではないかと自負しています。また最近の若い先生は(年寄りがこう言うと嫌われ

ますが)、お産を待てない方が多く、すぐ押したり引いたり切ったりして産ませているのを時々目にします。本書にたびたび出てきますが、お産の介助とは待つことと同義と泰然と構え、妊婦さんに備わったすごいパワーを信じて自然の流れに逆らわない。いざというときのみ産科的技術で母子を助ける。生まれた後も、母子を幸せにする母乳育児に関心をもってこれを推進する。相互に親和性の高い自然分娩と母乳育児とをモットーとすることで、妊婦さんや助産師さんに好かれ、何よりも自身が幸せな産婦人科医人生を送れると思います。

　なお、本書における分娩に関する各種データは、済生会新潟病院の1999年から2023年までの25年間の20,355件の分娩のデータベースから算出したものです。当院で出産していただき、私を成長させてくださった多くの妊婦さんに改めて感謝いたします。貴重なご教示をいただき、苦楽を共にした、産婦人科の先輩、後輩の先生方、お産と赤ちゃんが大好きな助産師、看護師スタッフ、サポートいただいた麻酔科、小児科の先生はじめ病院関係の方々に御礼申し上げます。特に助産師の木村真弓さんには、かわいい挿絵を描いていただきました。ありがとうございました。

2024年11月 41年間の産婦人科稼業の定年の年に

長谷川　功

目次

はじめに ……… 002

い	いい身体乳がん予防授乳から	【母乳育児】	008
ろ	6、7回に1回ある流産は	【流産】	011
は	判定の色が薄けりゃ要注意	【妊娠検査薬】	014
に	妊娠の初期は出血まれじゃない	【切迫流産】	017
ほ	母子手帳母の愛情しみとおる	【母子健康手帳】	020
へ	ヘモグロビン11くらいがちょうど良い	【妊婦貧血】	023
と	ドクターの数が足りないわけでない	【産婦人科医師不足】	026
ち	近くても離れてもいい年齢差	【子どもの年齢差】	029
り	リスク負うのが妊娠というものだ	【出生前検査】	032
ぬ	縫い縮め胎胞中に押し戻す	【頸管無力症】	035
る	ルールだよ『まごわやさしい』鉄葉酸	【妊娠中の栄養】	038
を	男ならとっくにダウン出血で	【産科出血】	041
わ	悪くない頭が下がっていることは	【早産】	044
か	神様がつわりを与えパパ試す	【悪阻】	047
よ	予定日が〆切というわけじゃない	【出産予定日】	050
た	立ち会いは体調十分整えて	【立ち会い出産】	053
れ	レントゲン要るが要らぬは風邪薬	【放射線と薬】	056
そ	早剥を頭の隅に置いておく	【胎盤早期剥離】	059

つ	ツインだがダブルもあるよ双子ちゃん	【双胎妊娠】	062
ね	年齢が上でも妊娠できりゃ勝ち	【高齢出産】	065
な	生ものに注意し手洗いTORCH予防	【妊娠中の感染症】	068
ら	来年の今頃はもう出産だ	【死産】	071
む	難しく考えぬほど妊娠し	【不妊症】	074
う	産んだ人母であること真理なり	【代理出産】	077
ゐ	胃の痛み頭痛とともに注意して	【妊娠高血圧症候群】	080
の	乗り越えろがん治療して出産へ	【がん治療後の出産】	083
お	オキシトシン良い陣痛で母子守る	【陣痛促進剤】	086
く	苦痛なし無痛分娩もあります	【無痛分娩】	089
や	やさしいねゆっくりなお産赤ちゃんに	【遷延分娩】	092
ま	巻いてない臍の緒ちょっとありがたい	【臍帯巻絡】	095
け	健康を証明妊婦健診で	【妊婦健診】	098
ふ	VBAC経産婦には違いない	【前回帝王切開の出産】	101
こ	骨盤位飛行機に乗るようなもの	【骨盤位分娩】	104
え	エコー見るのに適してる8カ月	【産科の超音波検査】	107
て	帝切の方が産科医早上がり	【帝王切開】	110

あ	赤ちゃんの頭を守り出す鉗子	【鉗子・吸引分娩】	113
さ	30週胎児はちょうど1,500	【胎児の成長】	116
き	切らずとも赤ちゃんちゃんと生まれます	【会陰切開】	119
ゆ	癒着する低い胎盤要注意	【前置・癒着胎盤】	122
め	命名のときは人生まだ前半	【子どもの命名】	125
み	ミドワイフ妊婦と共に助産師さん	【助産師さん】	128
し	出血がなくて胎動あれば良し	【胎動】	131
ゑ	英断を少子対策待ったなし	【日本の少子化問題】	134
ひ	1人産むよりも双子は短時間	【双胎の分娩】	137
も	もうひとり産んで娘の母になり	【赤ちゃんの性別】	140
せ	先生は麻酔小児科大切だ	【麻酔科医、小児科医】	143
す	スリムならしっかり食べてくださいね	【成人病胎児起源説】	146
京	京都など日本中から里帰り	【里帰り出産】	149

参考文献 ……… 152

おわりに ……… 154

「いい身体乳がん予防授乳から」

【 母乳育児 】

「たらちねの母が手離れかくばかりすべなきことはいまだせなくに」―万葉集の歌で、母の手から離れて（大人になって）、こんなに切ない思いをしたことは、いまだかつてなかったという意味で、恋の苦しさを詠んだのでしょうか。「たらちねの」は「母」を導く枕詞で、足乳根とも表記され、乳が足りていて、根のように安定しているという意味です。また乳という漢字は、母親がひざまずいて、子におっぱいを吸わせている情景に由来しているそうです。このように母乳はまさにお母さんの象徴です。

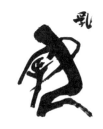

このことを図解入りで教えてくださったのは、済生会新潟病院で出産された高校の書道の先生です。この先生にお願いして、「母乳育児」と揮毫（きごう）していただき、外来や病棟に掲示しています。

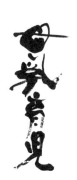

「母乳、母乳って言うけど、母乳が出ない人がかわいそう」という、母乳推進を疑問視する論調をときに耳にします。しかし、そういう例外を持ち出して本質が否定されるのはとても残念です。エビアレルギーの子が１人いるからと、給食で一切エビを出さないようなものです。

例外には別途対応すればよいだけです。もちろん体質や、いろいろな事情で、人工乳とならざるを得ない場合もあります。そうであっても、赤ちゃんと目を合わせて、しっかり hug してミルクをあげているお母さんは、母乳育児の心を体現していると考えています。

　母乳育児を成功させる一番のポイントは、頻回授乳です。生まれたらすぐに初回の授乳をし、その後もお母さんと赤ちゃんはいつも一緒にいて、欲しがったらすぐに欲しがるだけ授乳をすることが大切です。双子の場合、2人分のおっぱいを出さなければなりませんが、吸い手が2人いて代わる代わる吸いますから、案外うまくいきます。当院では双子のお母さんの61%が母乳だけで育てています。頻回授乳が重要であることを示す好例です。授乳が頻回になるとおっぱいが足りているか心配になりますが、1日6回以上おしっこが出ていれば大丈夫です。

　母乳で赤ちゃんを育てることの最大の利点は、赤ちゃんが一段とかわいく育児が楽しくなることだと思います。母乳は赤ちゃんにとっては、免疫物質を含み、栄養学的に優れることはもちろん、消化が良いため胃腸に優しく、アレルギーになりにくいなど、多くの利点があります。

　母乳育児には、授乳する女性自身にとっても大きなメリットがあります。第一にミルクに比べて経済的であるということです。それに調乳などの手間がいらず、夜間でも添え乳ですぐに与えることができます。

　第二に身体がスリムになることです。おっぱいを飲む赤ちゃんが、あんなにぐんぐん大きくなるのを見ても分かるように、授乳をすると新生児期で1日300kcal、3カ月の乳児期では600kcalのエネルギー

が消費されます。毎日80分のジョギングをするのと同じです。体の脂肪分が母乳の乳脂肪に変えられるため、無理なく自然に脂肪が落ちて良いスタイルになります。

　第三に乳がんを減らすという利点もあります。世界がん研究基金の報告によれば、授乳期間5カ月ごとに2％低下し、授乳が乳がんに対して予防効果をもつことは確実と結論されています。英国の権威ある医学誌「ランセット」の論文では、乳がん予防のための授乳期間として、生涯通算で24カ月以上を推奨しています。すなわち、2人産んで、それぞれ1年間授乳する、もしくは3人産んで8カ月ずつ授乳すればよい計算です。

　赤ちゃんも8カ月ともなりますと、前歯が生えている子も大勢います。当然、おっぱいを飲むときに赤ちゃんが乳首を噛んで、お母さんが痛い思いをすることもあるでしょう。「藪入り」という古典落語に「乳を噛む子を叱りつつ歯を数え」という一節があります、乳首を噛まれ「痛い！何よこの子は」と怒りながらも、「あら歯が4本になったのね」と喜ぶという、子を思う親の気持ちが溢れる噺(はなし)です。赤ちゃんのためにも、ご自身の乳がん予防のためにも、少なくとも赤ちゃんに乳首を歯で噛まれるくらいまでは、母乳育児を続けていただきたいものです。

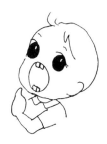

「6、7回に1回ある流産は」

【流産】

　Love me tender, love me sweet. Never let me go.

　私を優しく、甘く愛して、そして離さないで―。米国の大スター、エルビス・プレスリーの代表曲、ラヴ・ミー・テンダーの歌い出しです。若い方でもYouTube等でご覧になれば、ああこの曲かと分かると思います。

　医療でも、tender loving careというのがあり、優しく思いやりをもって患者さんに接することを指し、TLCとも略されます。がんの患者さんに対する緩和ケア領域から生まれた理念といわれています。

　流産を繰り返すケース（不育症）に対しても、TLCが有効であることが示され、厚生労働省研究班の報告でもTLCで79％の方が生児を獲得し、これを行わない場合の57％より有意に高率でした。

　「流産は妊娠全体の15％もある」と聞くと、その意外な高率さに驚かれる方が多いでしょう。言い換えれば「6、7回に1回」です。済生会新潟病院で出産された20,355名をみても、初産婦さんの16.7％、経産婦さんの24.9％、全体で20.3％の方は過去に流産を経験していました。最高6回の流産の方も2名いました。一度でも妊娠したことのある女性の40％が、流産を経験しているというデータもあります。

　流産してしまった方に対し、産婦人科医はこうした事実をお話しすることで、「そんなに多いのなら、仕方がなかったんだな」と、少し

でも気持ちを和らげていただこうとします。でもやはり流産はつらいものです、へこみます。

　先の15％という流産率は、全ての年齢層を平均したもので、年齢によって大きく変わります。図は、済生会新潟病院の生殖医療部門で妊娠が成立した4,405名の流産率を年齢群別に示したものです。33歳以下では15％より低率ですが、34歳以降増加し、40歳以上では40％近くに達します。

　流産の原因で最も多いのが、受精卵の染色体（＝遺伝子の集合体）異常で、60〜70％を占めます。受精卵は、1個の精子と1個の卵子が受精してできるわけですが、両者とも23本ずつの染色体を持っており、合体して46本となり、これが正常なヒトの染色体数です。ところが、染色体数が1本多い精子、卵子もどなたにでもあり、特に女性では年齢とともに、その割合が増えます。もし染色体数23本の精子と24本の卵子が受精すれば、受精卵は47本となり、1本多い分の染色体に含まれる遺伝子が過剰に発現して、細胞の機能が乱され発育できず流産となります。このように流産の多くは偶発的で、運が悪いとしか言いようのないものです。よく「私が無理をしたから」と、ご自分を責める方がいますが、決してそのようなことで流産にはなりません。

　流産を経験すると「くせになるかも」と、どうしても次回も心配になります。しかし、TLCのみで79％もの方が生児を獲得しているのは上述の通りです。済生会新潟病院で、流産が3回目であった21名の、絨毛（胎盤のもとになる組織＝胎児と同じ染色体）の染色体分析を行ったことがあります。結果は18名（84％）で染色体異常が見つかり、これが流産の原因と判明しました。すなわち連続する流産で

あっても、単に運が悪かった場合が大部分でした。実際18名中、次の妊娠も当院に来られたのが14名で、うち12名が正常に出産しています。

　当院の生殖医療部門の別のデータでは、流産された方のその後の妊娠率は、妊娠経験がない方に比べてやや上昇していました。たとえ流産であれ妊娠が成立したということは、女性の排卵や卵管の機能、男性の精子の受精力が正常であったことを証明しているわけです。TLCが有効であることからみても、不必要に落ち込まず、「妊娠はできたんだ」と前向きにとらえることで、その後の結果も良くなるはずです。

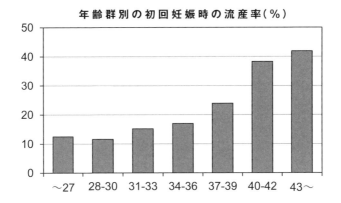

年齢群別の初回妊娠時の流産率(%)

「判定の色が薄けりゃ要注意」

【妊娠検査薬】

　福原遥さんと深田恭子さんのW主演の、2023年のドラマ「18/40 〜ふたりなら夢も恋も〜」で、こんなシーンがありました。高校生の福原さんが、トイレでスティック型の妊娠検査薬に尿をつけたあと、それを落としてしまいました。コロコロとトイレの外に転がって、友達に妊娠がバレてしまったのでした。以後、妊娠してしまった18歳と、妊娠できない40歳の、ほのぼのとした絆が描かれた好ドラマでした。

　今から35年ほど前、妊娠検査薬が初めて市販されたとき、「産婦人科医の仕事が減ってしまうのではないか」という狭量な心配がありました。しかしこれは全くの杞憂でした。妊娠されて病院を受診した方が、「○月○日に市販のテストが陽性でした」と教えて下さることで、診断にとても参考になるのです。そして何よりも、重症の異所性妊娠（子宮外妊娠）が減ったことが最大のメリットでしょう。女性がご自身で簡単に妊娠を把握できることで、病院を早めに受診されるようになりました。運悪く異所性妊娠であっても、早期に診断し対応できます。昔は妊娠と気付かずに、受精卵が着床した卵管が破裂して腹腔内に多量出血し、ショックで担ぎ込まれるケースが頻繁でした。

　もし妊娠検査薬を使用して（＋）であるが色が薄い場合、注意が必要です。図のように、正常妊娠では妊娠反応の数値（受精卵側か

ら出される hCG というホルモンの値）が、妊娠週数とともにぐんぐん上昇していきます。対して流産などの異常妊娠では、立ち上がりがゆっくりです。正常妊娠では、反応が薄い時期はごく短期間（T1）ですが、流産では T2 のように長くなります。妊娠反応が薄かった場合、正常だがたまたま薄い時期に検査を行った可能性もありますが、流産などの異常妊娠である確率が、反応が濃かった場合よりは高くなります。よく担当医にご相談ください。これはがん検診で、成長の遅いがんが発見されやすいという、レングス・バイアスと同じ理屈です。

　妊娠検査薬には妙な思い出があります。現在の検査薬は、上述のドラマのように尿を少しつけるだけでよく、陽性なら線が 2 本出てとても明快です。私が結婚した 40 年前には病院にしかなく、スライド板に尿を垂らしそこに試薬を加えると、陽性の場合は白い凝集が生じるというスタイルでした。妻の月経が遅れ「すわ妊娠か」と思っ

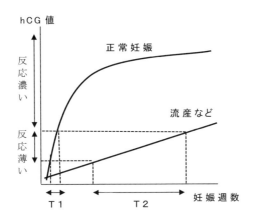

正常妊娠と流産におけるhCG値の推移

たとき、この試薬一式をお借りして検査しました。幸い凝集が出て「陽性」でした。しかしその瞬間「待てよ、この試薬の中に、誤って妊婦さんの尿が混ざっていて、常に陽性が出る状態なのではないか？」という埒もない不安が頭をよぎりました。そこで、自分の尿を検体として検査を再度行なったところ、見事に陰性でした。この時点で妻の妊娠は100％確実となったのでした。こういうのを医学の世界では「陰性コントロール」と呼んでいます。

　それ以前には妊娠検査薬さえ存在しませんので（もちろん超音波検査も）、初期の妊娠の診断は、大変であったろうと想像されます。内診による子宮のわずかな軟化や形の変化、子宮の出口の色調の変化で診断したのです。本当に昔の先生の研ぎ澄まされた内診の技術には脱帽です。

　さらにどうしても必要なときは、患者さんの尿を雌のウサギに注射して2日後に開腹し、卵巣に排卵の跡があれば陽性としたそうです。妊娠している場合に尿に含まれるhCGが排卵を惹起させるためで、現在の不妊治療で排卵を起こす場合にもhCGの注射が行われます。

　こうしたウサギを用いての妊娠判定を、生物学的妊娠反応といいます。開腹したお腹は再度閉じるとはいえ、ウサギもいい迷惑ですよね。

「妊娠の初期は出血まれじゃない」

【切迫流産】

　Nさんは、妊娠8週のときに出血が多量にあり、済生会新潟病院を受診されました。診察した後期研修医は、「残念ですが、流産です」と厳かに宣告しました。念のため入院して、様子を見ることに。翌日上級医が診察したところ、胎児は元気に動いていました。結局Nさんは、妊娠40週で無事出産され、ちょうど立ち会ったのがこの研修医でした。何かとやらかす研修医ですが、結果オーライでNさんからも感謝されていました。

　Nさんの例のように、さすがにこれはダメだろうと思うような妊娠初期の多量出血でも、助かっているケースは結構あります。将棋の大山康晴という、昭和の大名人が「助からないと思っても助かっている」を座右の銘にされていました。将棋の形勢が悪いとき、もう助からないという弱気を吹っ飛ばして、「助かっている」という強い気持ちで盤上を見直すと、逆転の妙手が浮かぶということです。

　実は、妊娠初期（5〜9週頃）に出血することは、稀ではありません。当院で調べたところ、流産せず正常に経過した方でも、32%はこの時期に一度は出血していました。逆に全く出血がないのに、胎児が育っておらず流産（稽留（けいりゅう）流産）していることもあります。

　「妊娠してから出血するなんて想定外」と思っている妊婦さんは多いです。産科の中でも、専門医と患者さんの感覚が最も乖離（かいり）している事項でしょう。当院の外来看護師のKさんは、出血して泣きそうな

妊婦さんにいつも、「私も2人産んだけど、2回ともすごく出血したー。頭はあれだけど、2人とも元気に育ったよ」とフォローしてくれます。

　妊娠初期の出血の主な原因は、絨毛膜下血種といわれています。胎児は「絨毛膜」という丈夫な膜に包まれ、羊膜がこれを裏打ちし中に羊水を溜め、その中で暮らしています。絨毛膜の特に発達した部分が胎盤です（図）。胎盤を含む絨毛膜は、通常は母体側の子宮内膜と密着しています。それが完全でなくスペースができて、そこに三日月状に血液が溜まったのが、絨毛膜下血腫です（図の点の領域）。発生のメカニズムは、絨毛膜が子宮内膜に侵入する過程で、両者が剥離したとする説、子宮内膜の血管が破綻したとする説などがありますが、正確には不明です。

　幸い絨毛膜下血腫の大多数は小さく、自然吸収されて、安定期といわれる妊娠4カ月（12週）頃までには消失します。治療としては、

絨毛膜下血腫

胎盤 ―　羊水　絨毛膜　絨毛膜下血腫

血腫を吸い出すことはできず、根本的なものはありません。安静で経過観察が基本で、止血剤が投与されることもあります。血腫が妊娠12週以降も継続する場合は、妊娠中期の流産や早産につながることがあり、注意が必要です。

　このほか、子宮の出口のびらんや、ポリープから出血する場合もありますが、これならば、絨毛膜下血腫よりさらに安心です。不妊症等で妊娠前から受診している方で、その時点ではなかったのに、妊娠してからポリープが見つかることもよくあります。これは妊娠により肥厚した子宮内膜が突出したもので、いじらない方がよいという意見が多いです。

　妊娠初期に夜間出血しても、具合が悪くなるほど多量でなければ、安静にして様子を見てよいでしょう。「すぐ病院に行かなかったから流産した、行っていれば助かった」ということはありません。良いものは良い、ダメなものはダメで、信じるしかないのが実態です。心配なら翌日の日中に病院へ行きましょう。妊娠6週半ば以降であれば、胎児心拍を見せてもらい、安心できるでしょう。

「母子手帳母の愛情しみとおる」

【母子健康手帳】

　Snow Manの目黒蓮さん主演のドラマ「海のはじまり」で、母子手帳が重要なアイテムとして登場します。がんで余命が短いことを悟った海ちゃんの母が、海ちゃんの父である目黒さん（彼に産んだことを伝えていない）に宛てて、ラブレターのような遺書のようなことを母子手帳に書いていました。

　さて、大きくなったお子さんに母子手帳を見せると、自分のために母親がしてくれたさまざまなことの一端を垣間見て、大切に育ててもらったことを実感するでしょう。人生論で多数の著書がある中谷彰宏氏ふうにまとめると、母親のための小さな50の習慣―〝たまには子どもに母子手帳を見せよう〟、といったところでしょうか。

　母子健康手帳の内容は全国で統一されており、妊婦健診の記録から始まり、出産の記録、産後の母体の経過までが前半の3分の1くらいです。子どもに関する部分の方が圧倒的に多く、新生児期（生後4週間まで）の記録から、1カ月健診、3カ月、6カ月、9カ月、1歳、1歳6カ月、2歳、3歳、4歳、5歳、6歳までの健康診査、そして予防接種の記録欄があります。子どものための手帳ですので、双子では当然2冊交付されます。

　一方、表紙に関しては各自治体に任されており、市町村ごとに異なります。有名なのは神戸市のもので、地元の子供服ブランド「ファミリア」がデザインし、異人館、ポートタワー、六甲山などがデザ

インされ、手刺繍で仕上げられた、おしゃれで温かみのあるものです。このほかディズニーや、ミッフィーのキャラクターを採用したものもあります。

　また手帳のサイズも自治体により異なります。文庫本と同じA6判が主流ですが、これよりひと回り大きい漫画の単行本サイズのB6判もあり、新潟市などはこれです。紙質も自治体任せですが、「この手帳は再生紙を使用しています」というのは少し残念です。環境への配慮なのでしょうが、一生ものなのですから耐久性の高い、良い紙を使ってほしいものです。

　「出産の状態」のページには、妊娠週数、出産日時、赤ちゃんの性別、体重、身長、そして分娩時間や出血量などを記載しますが、それだけではスペースが広く残って寂しい感じがします。私は以前から出産のささやかな記念にと、この欄にその日の天候や、その季節にふさわしい和歌や俳句を書かせていただいています。家内には「人の母子手帳に落書きして」と叱られますが、書き忘れたときに患者さんが「何も書いてありませんでした」と、あとで持ってこられるところをみると、喜んでいただいているようです。

　2月はじめの立春の頃でしたら「袖ひちてむすびし水のこほれるを春立つけふの風やとくらむ」（紀貫之）、8月はじめの立秋の頃は「とことはに吹く夕暮れの風なれど秋立つ日こそ涼しかりけれ」（藤原公実）といった具合です。和歌は恋の歌が多いので、それは母子手帳にはふさわしくないのですが、古今和歌集も「巻第一　春歌上」で始まるように、いい季節の歌を見つけると控えるようにしています。毎年お子さんの誕生日が来るたびに、出産のことをその季節感とともに思い出していただければ、そしてお子さんが中学生くらい

になったら、その歌を自分の十八番(おはこ)として諳(そら)んじてくれたら嬉しいです。

　ある1月の朝のこと、夜半から積もった雪も上がり、街は晴れ渡った美しい銀世界でした。そこで「美しき日和になりぬ雪の上」（炭太祇(たいぎ)）という、この日の天候にピッタリの句を選びました。この妊婦さんは赤ちゃんに美和ちゃんと命名されました。名前を決めたあとで母子手帳を見てびっくり。美しきの「美」、日和の「和」ではありませんか。まるで美和という名前が天からの啓示のように感じられ、命名の正しさを確信したそうです。

　またお産が早朝で、このとき金星が明るく輝いていたので「明けの明星輝く」と書いたら、これを見て一輝くんと命名された方もいらして、恐縮してしまいました。書く以上は、大きな責任感を持つ必要がありそうです。

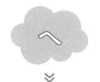

「ヘモグロビン11くらいがちょうど良い」

【妊婦貧血】

「氷が食べたくてしかたがない」「爪がデコボコになる」「まぶたの裏が鶏もも肉でなく、鶏むね肉の色」「体格が良いと『貧血？見えな〜い！』って言われがち」「貧血って言うと『血圧低いでしょ？』って言われる、関係ないのに」「南部鉄器が気になる」。ガールズちゃんねるというウェブサイトに出ていた「貧血あるある」です。氷が食べたくなるのは、貧血が自律神経に影響して体温調節がうまくいかず、口の中の温度が上がるためだそうです。

貧血は妊娠にはつきものですが、その多くは血液量の増加によって薄められた、見かけ上の貧血です。妊娠末期にはヘモグロビン（Hb＝赤血球に含まれる酸素を運ぶ色素タンパク質）は、胎児に供給するために非妊時の 1.2 倍になります。一方血液量も 1.5 倍になりますので、血液 100ml（1dl）当たり何 g のヘモグロビンがあるかという Hb 値は、1.2/1.5＝0.8 倍になります。妊娠していない女性の Hb 値の正常値は 12〜14 g /dl ですので、妊娠後期の Hb の正常値は 0.8 を掛けた 9.6〜11.2 g/dl となります。意外と低い値でいいんですね。

妊娠中は、子宮は当然大きくなり胎盤が形成されて、ここに多量の血液が供給される必要が生じます。妊娠後期の子宮血流量は、毎分 1 リットルに達するといわれ、これは心臓から駆出された血液の 20％にも相当します。また胎盤の中には絨毛間腔（じゅうもう）というスペースがあり、ここを血液がゆっくり流れる過程で、胎児はガスや物質の交換をしま

す。この際に血液が希釈され流動性が良い方が胎盤の循環に好都合です。このために妊婦さんの血液は量が増え薄くなっているのです。もちろん出産時の出血に備える意味もあります。

　Hb値は貧血ですと当然低下します。では高い場合はヘモグロビンが多いというよりも、分母の血液量が少なくなっている可能性を考えなければなりません。妊娠後期にもかかわらず、Hb値が例えば13g/dl以上もあった場合には、単に体質的で問題ない場合もありますが、別のことに注意する必要があります。

　まずは妊娠高血圧症候群（いわゆる中毒症）になっていないかです。本症の特徴であるむくみが進むと、血液中の水分がむくみとして血管の外へ出ていきます。すると血管内は水分が少なく、いわゆるドロドロの状態となりHb値が高くなるわけです。もう一つあまり血液が濃いと、妊娠末期や産後に血液が固まってしまう血栓症のリスクが高まります。ヘモグロビンが高めの方は適度に水分補給をしたり、脚に弾性ストッキングを履くとよいでしょう。

　母体の貧血は胎児の発育にも影響します。ただしここでも数値が高ければ高いほど良いわけではなく、Hb値が9.5〜10.5g/dl（報告によっては10.0〜11.0g/dl）のときに低出生体重児や胎児発育制限の発生が少なく、これよりも低くても高くても発育が悪くなるといわれています。もちろん血液が薄いことは胎児発育に不利ですが、子宮胎盤の血流が良くなることで相殺されると考えられます。また妊娠初期に貧血があると胎児に良くないといわれ、これから妊娠を考えている方は、一度貧血の有無を診た方がよいと思います。そもそも貧血があると妊娠もしにくくなるといわれ、不妊外来では貧血の検査も行う場合が多いです。

妊婦が貧血だからといって、分娩時の出血量が多くなるわけではありませんが、貧血があると、分娩時の中等度の出血でも具合が悪くなったり、輸血を要することになります。胎児だけを考えると、Hb 値が 10g/dl 前後がベストですが、母体のことも併せて考えると Hb 値 11g/dl 前後が望ましく、これより低い場合は程度に応じて、食事、サプリメント、鉄剤服用をすべきでしょう。

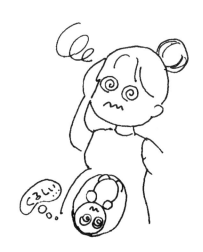

「ドクターの数が足りないわけでない」

【産婦人科医師不足】

　1960年の全国の医学部の入学定員の合計は2,840人で、この年の18歳人口は約200万人でした。すなわち医師になるのは200万÷2,840で704人に1人でした。2022年には定員が9,374人まで増員されたのに対し、18歳人口は約112万人に減少したため、119人に1人が医師になっています。昔の先生は、漢詩や俳句、書道、絵画などにも秀でた「選ばれた」方が多かったですが、最近は普通の青年が多い感じがします。もっともその普通さ、庶民感覚がいい場合もありますが。

　『13歳のハローワーク』（村上龍・著）という本には、514種の職業が紹介されていますが、物づくりの仕事、農林水産業、サービス業など、どの仕事も大切です。医療だけをみても、看護師、技師、事務職など多彩な職種があります。その中で、119人に1人も医師になって、それでもまだ足りないってどういうことでしょう。

　住民の健康は、医療によってのみ守られるのではありません。例えば山梨県の人口当たりの医師数は全国28位ですが、健康寿命は男女とも全国2位です。反対に医師数1位、2位の徳島県、京都府では、徳島の男性が39位、京都の女性が47位など、健康寿命が下位になっています。山梨は水がおいしく（全国のミネラルウォーターの36％は山梨産）、ぶどう、桃など果物が豊富で、マグロの赤身がソウルフードで、かつ「無尽(むじん)」という集まりなどで、人々のコミュニケーション

が良いからではないかと、山梨出身の筆者は考えます。
　医師不足というのは、医師の絶対数が足りないのではなく、地域的偏在、診療科の偏在、さらには病院と診療所の偏在の問題です。地方ほど医師不足なのはよく指摘されますが、最近の若いドクターは「癌がない」「当直がない」「救急がない」が揃った、第３内科ならぬ「３ない科」への希望が多く、外科、救急科、産婦人科などが敬遠され、これらは絶滅危惧種とも揶揄されます。
　病院と診療所の関係を産婦人科でみると、診療所ではがんはもちろん、子宮外妊娠や、卵巣茎捻転などの緊急手術もできません。最近では複数の医師がいるクリニックも多いですが、「２人、３人になったから手術も始めました」とはなりません。お産でも異常があるとすぐ病院へ搬送されます。このため病院勤務医が激務で辞めて開業し、残された勤務医はさらに大変になるという悪循環になっています。新潟市内の産婦人科医（75歳以下）は大学病院を除くと68名いますが、この中で日常的に出産を扱っているのは半数以下の30名であり、さらに異常な出産の受け入れに対応しているのは２病院

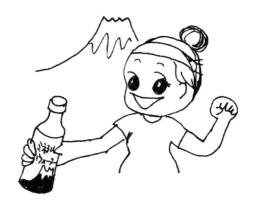

の17名だけです。

　産婦人科の診療内容にも見直すべき点が多々あります。検診や他の症状で受診した際に、卵巣の軽度の腫大が見つかることがあります。自信を持ってこれを正常と断定できないと、「念のため」という美名のもとに、患者さんはその後何回も通院することとなり、病院も混雑します。子宮がん検診に関しては、今回指針が改訂され、子宮がんの原因ウイルスの検査が陰性なら、次回5年後となったのはたいへん良いことです。

　診察の仕方をみても、患者さんを頑(かたく)なに1人ずつ診る先生と、1人が着替えている間に、次の患者さんの話を聞き始めている先生がおり、お産でも30分も前から分娩台に張り付いている「待てない」先生と、正常なら助産師に任せて悠然としている先生がいて、個人の業務効率にも随分差があるようです。午前中に外来で40人診て、午後から腹腔鏡手術を3件こなして17時に帰宅する、こんなスマートな医師も当院にはいます。

　このように、医師の種々の偏在を正し、業務内容を見直せば、119人に1人も医師になってもまだ足りないという、おかしな状況はなくなると思います。

「近くても離れてもいい年齢差」

【子どもの年齢差】

　戦国時代の浅井三姉妹（茶々、初、江）は、織田信長の妹のお市の方を母とし、劇的な生涯でもあったことから、時々ドラマなどで取り上げられます。姉妹の年齢差は、諸説ありますが長女の茶々と二女の初が2歳、初と三女の江が4歳です。済生会新潟病院で1人目と2人目を出産された3,516名と、2人目と3人目を出産された916名について、出産の間隔（＝兄弟姉妹の年齢差）を月単位で調べてみました。1人目と2人目の年齢差の中央値は2年9カ月、2人目と3人目は3年0カ月でした。浅井三姉妹と似たような傾向で、2人目と3人目の間隔の方が少し長くなっていました。

　最短は1人目と2人目間、2人目と3人目間ともに11カ月、最長はそれぞれ174カ月（14年6カ月）、180カ月（15年0カ月）でした。このように飛びぬけて大きな値があるので、平均値よりも中央値の方が実態を正しく反映します。中央値とは小さい順に一列に並べた真ん中の人の値です。似たような例は結婚年齢でもみられ、男性の平均値は31歳ですが、中央値は28歳で、平均である31歳では既婚者の約7割が結婚しています。50歳など高齢で結婚する方が平均値を引き上げるためです。

　図1に1人目と2人目、2人目と3人目の年齢差を示します。ともに2歳差が最多で約3分の1を占め、次いで3歳差でした。5歳以上間隔が空くのは、2人目と3人目間で多くなっています。図2は、出

産時の年齢と、次の子（1人目のあとの第2子、2人目のあとの第3子）を産むまでの期間（中央値）をみたものです。40歳を過ぎるとさすがに間隔は短くなりますが、それ以前の年齢ではほとんど差がありません。すなわち何歳で産んでも、次の子を産むまでの期間は変わらないようです。

　1人目を産んで10年以上経過してから2人目を産んだ方も、18名おられました。その分娩経過を調べてみました。4名は1回目が帝王切開などのため帝王切開でしたが、残る14名は自然分娩されていました。所要時間は最長でも16時間52分で、12名は10時間以内、うち8名が5時間以内と、一般の2人目と変わりません。10年経っても経産婦さんであることには変わりはなく、順調に生まれるようです。

　兄弟姉妹の年齢差は、何歳差がベストというものではなく、それぞれに良いところと大変なところがあるようです。1～3歳差ですと、2人の生活リズムが近く、一緒に遊んだりもしてくれます。子育て期間も短くて済みます。反面、下の子の妊娠中に上の子の世話が大変だったり、生まれてからも赤ちゃん返りして困らせます。特に3歳違いは、将来受験、入学が被ることにもなります。4～6歳差ですと、上の子が下の子をかわいがり、お手伝いもしてくれます。親も心に余裕がありますし、上の子のお下がりも使えます。反面、けんかをすると上が強すぎてすぐ下がすぐ泣いてしまい、一緒に遊びにくくなります。生活リズムも異なるので調整が難しいです。7歳以上になると、けんかは全くなく、上の子も子育てに参加してくれます。子育て期間は長くなりますが、これを楽しみととらえれば良いことずくめかもしれません。

　上記のデータでは面白いことも分かりました。1人目の性別と2人

目までの出産間隔をみますと、男の子（1,808 名）の場合で 38.4 カ月、女の子（1,708 名）で 37.1 カ月でした。わずか 1.3 カ月の差ですが、サンプル数が多いので統計的に有意（差があると断定して、誤りである確率が 5％未満）でした。男の子は手がかかるためか、2 人目に行くのに若干多くの期間を要しているようです。

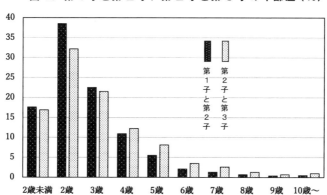

図 1．第 1 子と第 2 子、第 2 子と第 3 子の年齢差（％）

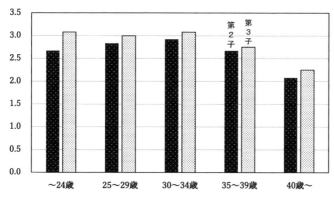

図 2．母体の年齢別の第 2 子、第 3 子を産むまでの期間（年）

「リスク負うのが妊娠というものだ」

【出生前検査】

「最大のリスクは、リスクをとらないこと」（M. ザッカーバーグ）。いたずらにリスクを恐れ、石橋を叩いてばかりではチャンスをつかめないと、数々の修羅場をくぐりぬけてきた、このFacebook（現Meta）の創業者は言っています。妊娠とは、自分の努力ではどうにもならない新たなリスクを負うことでもあります。赤ちゃんの先天異常の可能性もありますし、稀ですが自身が命の危険に晒されることすらあります。そして無事生まれたとしても、病気にならないか、車に轢かれないか、悪いことをしないかと心配は尽きません。どうしても子どもに関するリスクを避けたいのであれば、妊娠しない以外に手はありません。

12年ほど前になりますが、プロゴルファーの東尾理子さんが、「クアトロテスト」という血液検査を受け、「ダウン症の確率が82分の1だと言われた」とブログで公表し、話題になりました（結果は正常児）。現在では同じ血液検査でもDNAを調べる「新型出生前診断（NIPT）」があり、クアトロテストよりも高精度で検査できます。クアトロはイタリア語の4（英語ではクアド）で、四つの物質を測定するテストです。余談ですが、フィギュアスケートで、ダブルアクセル、トリプルルッツときて、次はなぜか「4回転」となりますが、そろそろクアドトゥループでよいのではないでしょうか。

こうした検査で陰性の人と陽性の人では、ダウン症の確率が大き

く異なり、検査は医学的には大変意味のあるものといえます。しかしNIPTも確定診断ではなく、陽性であってもダウン症でない場合（偽陽性）も数％程度あり、確定診断である羊水検査を受ける必要があります。NIPTで陽性だったため、子宮に針を刺す必要のある羊水検査をしたら流産し、後日その羊水の結果が「正常」という報告が届いたという、泣くに泣けないケースもあり得るわけで、医学的には意味のある検査でも、それが私たちの幸せにつながるかは別問題です。

　いちばん良くないのは、検査の性格や、万一陽性と言われた場合のことなどを深く考えずに、血液を採取するだけだからと軽い気持ちで検査を受けることです。予期せぬ結果に東尾さんのように慌てることになります。産婦人科遺伝学の第一人者の佐藤孝道先生は「たとえ身体の負担は小さくても、母子に優しい出生前検査は存在しない」とおっしゃっています。NIPTも、臨床遺伝専門医によるカウンセリングを夫婦揃って受け、十分な理解と熟慮のうえで、実施するかどうかを決定することが大切です。

　表は済生会新潟病院での出生児における、ダウン症の頻度を母体の年齢別にみたものです。全体では新生児20,893名中21名で0.14％、720名に1名の割合でした。母体の年齢とともに頻度は上昇しますが、20代でも決してゼロではありません。NIPTで「異常なし」という結果であれば、ダウン症でないとは言えますが、赤ちゃんに何も異常がないことにはなりません。先天異常の約4分の1である染色体異常が否定されたにすぎません。どんな若い妊婦さんも「あなたのお腹の赤ちゃんは全く正常です」と保証されて産む人はいません。誰もが一抹の不安を抱えながら、正常に生まれて安堵する

のが実態です。

　ダウン症の子もかけがえのない子どもであることは言うまでもなく、ご両親は皆さん慈しんで育てておられます。毎年そのお子さんの写真年賀状を送ってくださる方もいます。プロ野球 DeNA ベイスターズの元監督のラミレス氏は、ダウン症のお子さんを含む 4 人のお父さんですが、「自分の子どもを隠したくないし、分け隔てなく子育てしている。それぞれ違って、みんないい」とおっしゃっています。

　この先も必ず生まれてくるダウン症の子どもを、迷惑視する社会であってはならないでしょう。しかし子どもを育てる義務のあるご両親が、出生前検査を受ける権利も否定できません。出生前検査は考えれば考えるほど深い問題です。

年齢群別のダウン症候群の頻度（済生会新潟病院）

年齢群	出生児数	ダウン症	発生率（％）	何人に1人
≦24	1711	1	0.06	1711
25-29	5453	3	0.06	1818
30-34	7487	5	0.07	1497
35-39	4942	11	0.22	449
40≦	1300	9	0.69	144

「縫い縮め胎胞中に押し戻す」

【頸管無力症】

　緊縛師（きんばくし）というのをご存じでしょうか？　SM業界において、人を縛り、調教する職業です。かつて私は、大学の産婦人科教授から「縛りの長谷川」の異名をいただきました。ただし、私が縛るのは人の体ではありません、子宮の頸管です。

　それを見た瞬間、ベテランの産婦人科医でも思わず「あっ」と絶句します。胎児を包む羊膜が、開いてしまった子宮口から風船のように膣内に膨隆する、「胎胞形成」といわれる光景です。子宮の出口（頸管）が緩む「頸管無力症」という、妊娠中期に起こる疾患の究極の状態です。放置すれば、風船すなわち羊膜がパーンと破れ（破水）、非常に小さい赤ちゃんが出てしまうのは必至です。済生会新潟病院の20,355例の統計でみると、こうした胎胞形成を呈したのは、39例でした。うち11例は他院で発見され紹介されたもので、これを差し引くと、およそ730例に1例の割合です。発見された妊娠週数は、ほとんどが18週から26週でした。

　私がこの危機的な状況に初めて遭遇したのは、産婦人科医になって4年目のときでした。そのケースでは羊膜はなんと膣外まで飛び出し、妊婦さんはお風呂でそうとは知らずに羊膜を洗ってしまっていたのでした。冷静に診察すると、羊膜の飛び出しは高度ながら、羊膜の表面は感染がなくきれいでした（妊婦さんが洗ったからではありませんが）。そこで患者さんに説明し、子宮口を縫縮する手術に賭けること

になりました。子どもが膨らませたチューインガムを、破らずに口の中に戻して、その口を縫うような作業です。時限爆弾を処理するようにハラハラしつつ、慎重に行って無事成功し、この方は妊娠満期で大きな赤ちゃんを出産しました。これに味を占めた私は、縛りの世界に身を投じるようになったのです。

頚管縫縮術（図）では、まず腰椎麻酔という下半身麻酔を行いますが、麻酔がかかると胎胞はやや退縮します。患者さんを骨盤を上げた体位とし、さらに膀胱に水を入れるなどの工夫を凝らすと、最終的には湿らせた綿球で、胎胞を子宮の中へ押し戻すことができます。この間に、子宮頚管の左右に真田ひものようなテープを通し、綿球を抜くと同時に縛ります。このテープの値段はわずか1,180円。これがかけがえのない赤ちゃんの命を支える大きな力となるのです。

頚管無力症の原因は、体質的に子宮頚管が緩いという説と、頚管に感染が生じて、そこで出された酵素等により、頚管が軟化するという説がありますが、近年は後者が有力です。妊婦さんとしては、本症の好発時期である18週から26週におりものが増加したり、色調が濃

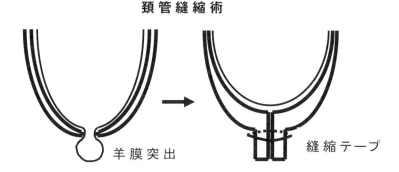

頚管縫縮術

羊膜突出　　縫縮テープ

くなるなど、頚管の感染を疑わせる症状があったら受診してください。出血（茶オリも量が少ないだけで出血です）があった場合ももちろん受診です。双胎の方や、妊娠初期に出血を反復した方、過去に頚管が緩いと言われた方は特に注意して、上記の時期には頻繁に診てもらうとよいでしょう。

　上述の39例のうち、子宮内感染が高度でなかった24例で頚管縫縮術を行なうことができました。1例のみ流産となりましたが、残る23例は妊娠34週以降まで妊娠が継続し、特に18例は37週以降の正期産でした。双胎が3例含まれていたため、計26名の赤ちゃんを救うことができました。

「ルールだよ『まごわやさしい』鉄葉酸」

【妊娠中の栄養】

　バラエティー番組などでおなじみのデヴィ夫人は、82歳で虫歯が1本もなく、体内年齢は実年齢マイナス25歳だそうです。夫人の健康・若さの秘訣は「まごわやさしい」食事だとか。ま＝豆類、ご＝ごま、わ＝わかめ（海藻類）、や＝野菜、さ＝魚、し＝しいたけ（きのこ類）、い＝いも類です。実際の孫であるキランさんも優しいんだそうです。

　豆、ごまなどと細かい区分で来たと思ったら、いきなり野菜、魚など大きな括りとなるところはユニークですが、実は妊娠中や授乳中にもこの食事がベストです。この時期の食事は、赤ちゃんを健康に育むために、母乳が良く出るために、また妊婦さん自身の妊娠高血圧症候群等の予防のためにも重要です。さらに妊娠中に適切な食事習慣をつけることは、これからお母さんになった時のお子さんへ正しい食育につながります。

　逆に「妊娠中に食べてはいけないものってありますか？」も妊婦さんからよく寄せられる質問です。ビールなどのアルコール類がNGなのは「妊娠中や授乳期の飲酒は、胎児・乳児の発育に影響を与えるおそれがあります」と缶に書いてありますが、ほかの食品には記載がありません。最も注意すべきなのは、トキソプラズマの危険性がある、生肉、生魚、それにリステリアの危険性がある、ナチュラルチーズ、生ハムなどの非加熱の乳製品や加工品です。ほかに食物連鎖で水銀が蓄積している可能性がある、本マグロ、メカジキ、金目鯛な

どの大型魚、ビタミンAが過剰になるレバーやうなぎ、ヨウ素が過剰になる昆布などが言われていますが、摂りすぎなければ心配ありません。

　実際に妊婦さんの摂っている食事は、栄養学的にみてどうなっているでしょうか。済生会新潟病院の妊婦さん8名にお願いして、連続3日間に食べたものを全て記載いただき、当院の管理栄養士に分析、評価してもらいました。次ページの図は食品群別（上）、栄養素別（下）に8名の摂取状況を、基準値を100として何％摂れているかを示したものです。例えば鉄は1日20mg必要とされていますので、15mg摂取していれば75％となります。

　分析からいくつかの問題点が浮かび上がってきました。第一にエネルギーの充足率が全員基準値100を切っており、三大栄養素（タンパク質、脂質、炭水化物）とも不足していることです。体重の増えすぎも問題ですが、増えなさすぎは胎児発育に影響しもっと問題です。主食を中心に、よりエネルギーを摂る必要があります。乳製品も意外に少ないですので、牛乳やヨーグルトも少し増やしてみましょう。

　第二に予想通り鉄分の摂取不足です。鉄分の多い食品として肉類は摂れていますが、卵やひじき等の海藻類が不足しています。特に問題なのは、大豆製品の摂取が極端に少ないことで、納豆、豆腐、おから等からは鉄分摂取が期待できます。

　第三に葉酸の不足です。葉酸はビタミンB群の一つで遺伝子DNAの合成を担うため、日々DNAを合成しつつ成長する胎児にとっては必須の栄養素で、不足すると神経系の先天異常のリスクが高くなります。妊娠3カ月までは1日400μg必要です。食品中にはほうれん

草、ブロッコリー、納豆、苺などに多く含まれていますが、ここでも大豆製品は有効です。食品で摂れない場合は葉酸サプリメントでもよいでしょう。

　総括すると、エネルギーを十分に確保し、大豆製品等上手に利用して鉄、葉酸を摂ることが大切です。「まごわやさしい」で安産し、デヴィ夫人のようにいつまでも若々しくありたいものです。

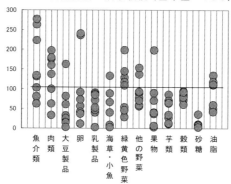

8名の食品群別の摂取状況（基準量＝100）

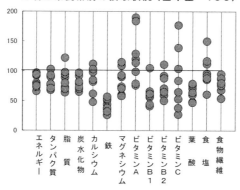

8名の栄養素別の摂取状況（基準量＝100）

「男ならとっくにダウン出血で」

【産科出血】

　学生時代、卓球部の部活をしていたとき、OBの先生から「患者さんが多量出血して輸血が必要だ、A型の者は集まってくれ」と頼まれ、A型の部員5、6名が附属病院に行き献血をしました。すると看護師さんが血相を変えて来て、「Sさん、あなたB型ですよ」と言われ、S君は除外となりました。当時（今もあるでしょうが）血液型と性格についてよく話題にされ、S君は典型的なA型人間として話の俎上に載っていただけに、この一件以降、部内で血液型の話がされることはほとんどなくなりました。私も気が小さく典型的なA型人間と言われますが、O型の子どもがいるのでAAでなくAOとなり、ちょっと意外でした。なお、現在ではこういう病院で採血したての生の血液を使うことはなく、血液センターで感染症がチェックされ、かつ異常反応が起こらないように照射した血液を使います。

　出産に出血はつきもので、産科はblood business（血の仕事）とも言われます。済生会新潟病院の20,355例の分娩で、2,000ml以

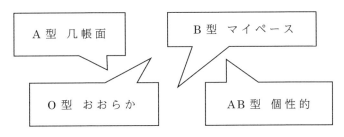

上の出血をしたのは197例（0.97%）、さらに3,000ml以上は34例（0.17%）、4,000ml以上が10例（0.05%）でした。輸血を要した例は0.41%、245例に1例となっています。分娩の250例に1例は命の危険があるといわれていますが、ちょうど同じ水準です。なお経膣分娩での輸血は511例に1例ですが、帝王切開では105例に1例と多くなっています。

　出血量の最大は5,272mlの43歳の方でしたが、子宮筋腫が合併していて子宮の収縮が悪く、帝王切開の後も間欠的に出血が続きました。薬物治療等に反応しないため、やむを得ず再度開腹して子宮を摘出しました。やれやれ閉腹だと思ったときに心停止（心室細動）してしまいました。直ちに麻酔科の先生が除細動（よくドラマで胸に電極を2個当てて「離れろ」、バーンというあれです）をしてくださり、心拍が回復、多量の輸血は要しましたが、後遺症もなく無事退院されました。幸い当院で25年間に産科出血によって亡くなった方はおられませんでした。

　男性に比べ女性は出血に強く、特に妊婦さんは血液量が5割増しになっており、相当の出血にも耐えられる身体になっています。例えば1,000ml出血した場合を考えてみますと、男性ならほぼ全員出血性ショックでしょう。非妊娠女性の場合、手術で1,000ml出血したとすると輸血を要するケースはありますが、多くは血圧・脈拍は安定しています。妊婦さんですとこの量なら輸血を要することすら稀です。

　分娩時の出血は、赤ちゃんが生まれて胎盤が剥がれたあと、その胎盤の剥離面に露出している血管からのものが中心です。通常は子宮の筋肉が収縮してその血管を締めてしまうので、出血は最少量となります。包丁で指先を切ったとき、指の根本を押さえると血が止まるのと

同じです。何らかの理由で子宮の収縮が弱いと、このメカニズムが働かず出血が多くなります。これを弛緩出血といい、分娩時異常出血の大多数を占めます。子宮の出口が裂けて出血する「頚管裂傷」もありますが、有名な割に頻度は低く、当院では 20,355 例の出産でわずか 4 例でした。

　多少出血が多くても動じない妊婦さんの勁(つよ)い体に感謝し、輸血を行った場合はボランティアで供血してくださった方々の篤志に尊崇の念を払いつつ、今日もお産に臨んでいます。

「悪くない頭が下がっていることは」

【早産】

　「数え年」というのをご存じですか？　生まれたときを 1 歳とし、以後毎年元日に 1 歳加える、伝統的な年齢の数え方です。七五三や厄年もこれで数えます。縁起でもない話で恐縮ですが、「享年」も数え年ですので、通常の満年齢＋ 1 歳で、誕生日前なら元日で加える分を足して＋ 2 歳となります。お葬式で故人の年齢が増えているのは、このためなのですね。

　妊娠の月数も、妊娠週数が満であるのに対し、数えと同じスタイルです。すなわち 0 カ月というのはなく、妊娠 0 〜 3 週が 1 カ月で、3 カ月は 8 〜 11 週です。

　「 7 カ月っ子は育たないが、8 カ月っ子は育つ」。かつてはこう言われ、私が学生だった 1970 年代までは、妊娠 7 カ月（24 〜 27 週）の出産は、赤ちゃんが助からない「流産」でした。助かる可能性のある「早産」の定義は、当時は妊娠 8 カ月（28 〜 31 週）以降でした。新生児医療の進歩でより早期の出生児も救命できるようになり、1976 年に 24 週以降と改められ、さらに 1990 年には現行の 22 週以降（36 週まで）となっています。しかし、いくら早期に生まれても救命できるといっても、妊娠 37 週以降の「正期産」が望ましいのは言うまでもありません。早産（特に 34 週未満）では、赤ちゃんが小さいだけでなく、肺、胃腸、網膜や皮膚などが十分成熟していないことが問題になります。

早産を予知する方法はいまだ確立していませんが、子宮の出口（頚管）を中心とした感染の重要性が明らかになっています。頚管に感染があると、出血をはじめおりものの増加や、色調の変化などの症状が現れます。流早産の要注意時期である妊娠18週から32週頃にこうした症状があれば受診しましょう。頻回なお腹の張りも重要ですが、たとえ1回でも出血の方が要注意です。特に早産のハイリスクである、前回早産、双胎妊娠、子宮頚部の円錐切除後、それに妊娠初期に出血を反復した方は早めにお願いします。産前休業は妊娠34週からですが、早産に関していえば、34週で何もなければほぼクリアしたといえます。むしろ上記の週数の方が要注意です。

　上述の妊娠18週から32週の妊婦健診では、子宮頚管の長さ（頚管長）がしばしば測定されます。正常な妊娠では、この子宮の出口の管状の部分が30〜35mm以上に保たれていますが、短縮していると早産の危険性が高くなります。手前味噌ですが、頚管長測定の有用性を、日本で初めて報告したのは私の研究グループでした（Obstetrics and Gynecology, 1993）。ただし、頚管長が短くても早産しないケースや、長くても突然破水するケースもあり、万能な検査ではありません。

　一方、赤ちゃんの頭が下がっていることは、早産とは直接関連はないようです。早産となる妊娠は、逆子であったり、頭が下でもプカプカ浮いているケースが多いです。おそらく児頭が下がって子宮の下部に密着していた方が、羊膜にかかる圧力が均等になり、破水などをしにくくなるからでしょう。これは次の事実からも示されます。初産婦は予定日のかなり前から赤ちゃんの頭が下がってきますが、経産婦は陣痛が始まる間際まで頭が下がっていないことは、産科の教科書の教

えるところです。ところが、生まれる時期は頭の下がっている初産婦の方が、経産婦より遅くなっています（50ページ「予定日が〆切というわけじゃない」の項参照）。そもそも頭が下がっているのが分娩が進行したためであれば、妊婦さんは「ふぅふぅ」言っているはずです。

　万一早産となり、小さな赤ちゃんが生まれても強い味方がいます。新生児集中治療室（NICU）のスタッフです。ここの医師は元来小児科医ですが、専門特化した新生児科医となっています。「40歳が定年」といわれるほど体力勝負の大変な仕事です。NICUの看護師さんも、物言わぬ赤ちゃんの容体の急変に注意しつつ24時間ケアする、まさに白衣の天使です。

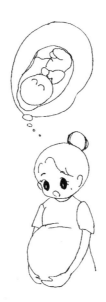

「神様がつわりを与えパパ試す」

【悪阻】

　人生指南系の多数の著書がある、中谷彰宏氏をご存じでしょうか。若い頃から、人生に対する深い洞察に溢れた名言を、多数発表されています。氏の金言の中で私が最も好きなのは、「失敗者は、1人に嫌われて諦める。成功者は、1人に愛されて喜ぶ」(『本当の自分に出会える101の言葉』)です。この言葉を思い出すと、1人どころか何人に嫌われても、たった1人認めてくれる人がいれば生きていけると、前向きな気持ちになれます。もう一つ、「『クレームのお客様』ではない。『お困りのお客様』だ」(『うまくいかなくて、ちょうどいい。』)も秀逸。モンスター○○に対しても優しくなれます。

　中谷氏は、「つわりはお父さんのためにある。お父さんになるための練習なのだ」(『人生をムダにしない50の小さな習慣』)とも述べています。つわりのときは、お父さんの手助けが必要になります。神様がお母さんの具合を悪くすることで、お父さんになる人が、赤ちゃんが生まれてからもちゃんと面倒を見るかを試しているというのです。ですから、つわりになったら徹底的にご主人に甘えましょう。自分のことだけを考えて、お姫様状態でいいと思います。

　もし、つわりがひどくなったら思い出してください。つわりは基本的に、赤ちゃんが元気だからこそ起こる現象だということを。妊娠6〜9週頃の妊婦さんが外来に来られたとき、必ずつわりの有無を尋ねます。「もう気持ち悪くて」という返事だと、具合の悪い方を前にし

た医師としてあるまじきことですが、つい喜んでしまいます。殊に不妊症で妊娠した方ですと、誠に不謹慎ながら、心の中でガッツポーズです。それもそのはず、妊娠 7 週でつわりのない場合、流産である確率は 18％ ですが、つわりがある場合流産率はわずか 4％ と低率です。もちろん、つわりがなくて順調な方も大勢いるわけで、つわりがなければいけないわけではありません。

　本当に重症なつわり（妊娠悪阻といいます）の場合でも、500〜1,000 ml 程度の十分な輸液とビタミン剤の補給を行えば、日数の長短はあれ必ず回復しますのでご安心ください。制吐剤も使用できるものがあります。

　一般的なつわりの場合、カロリーを摂ることは気にしなくて良く（赤ちゃんはまだ 1〜2 cm ですから）、炭酸水、レモン水、白湯、スポーツドリンクなどで飲めるものを探しましょう。どうしても飲めなければ、氷を舐めるのもいいでしょう。食べ物では、イチ押しはトマト（特にミニトマト）です。次は生姜、制吐作用があります。トマトと生姜

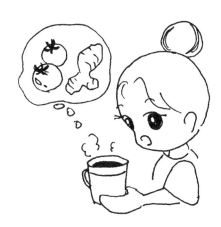

をジュースにして飲んだら良かったという方もいました。

　世の中には一見悪いことと思えても、意外な効果をもたらすものが少なくありません。例えばあの怖い雷ですが、「稲妻」ともいうように、雷が多い年は稲がよく育つと、昔の人は分かっていました。科学的には、雷の放電で大気中の窒素が窒素酸化物となり、雨で地面に浸み込んで肥料となると説明されています。

　「つわりというテストを経て、お父さんは、本当のお父さんになるのです」と中谷氏。つわりの妻をご主人が優しくいたわって、夫婦の絆が深まり、新しい命を迎える心構えができたのであれば、つわりもまんざら悪いことだけではないかもしれません。

「予定日が〆切というわけじゃない」

【出産予定日】

　「婚姻の解消から300日以内に生まれた子は、婚姻中に懐胎したものと推定する」。「離婚300日問題」で有名な民法772条の規定です。もし離婚した日に排卵（＝懐胎）した場合、この日が妊娠2週0日となります。分娩予定日は妊娠40週0日なので、懐胎の38週間後（266日後）となります。300日後はそこからさらに34日後ですから、妊娠44週6日とあり得ない時期となります。ですから逆に、離婚後300日以降に生まれた子は絶対離婚後に懐胎したといえます。1896（明治29）年の民法制定で、この300日という必要最小限で、かつ切りの良い数字を選んだことは、産科学から見て慧眼といえます。ただし2024（令和6）年の改正で、離婚後300日以内に出産しても、（実際の父親と）再婚すれば再婚相手の子となり、女性の離婚後100日の再婚禁止期間も廃止されています。

　妊娠の起点の0週0日は最終月経の初日であり、排卵日（＝受胎日）は上述のように2週0日となります。なぜ最終月経から数えるのかというと、排卵日と違い誰にでも分かる（忘れていなければ）からです。不妊治療などで排卵日が分かっている人は、それを2週0日とします。したがって赤ちゃんが予定日まで子宮にいる期間は40週間でなく38週間（266日）となります。

　赤ちゃんが、出産予定日ちょうどに生まれるケースはそれほど多くはないことは、ご存じだと思います。次ページの図は済生会新潟病院

での初産婦の、予定の帝王切開など人為的に出産日を決めたものを除いた普通の出産の日の分布を示しています。確かに予定日ちょうどの出産は、5.3%しかありません。正常な出産の時期というのが、37週0日から41週6日まで5週間（35日間）もあり、かなり分散するからです。

　しかし初産では、予定日（40週0日）が最多であることをご確認ください。やはり予定日はとても意味のある日です。なお初産婦さんを、早い週数から産んだ人から1列に並べると真ん中にくる人の出産日（中央値）は39週6日です。経産婦さんは初産婦さんより約2日早く、39週5日が最多で、中央値は39週4日です。

　37週以降の満期で出産した初産婦さんで、37週から39週に出産したのが50.1％、40週以降に出産したのが49.9％と両者はほぼ同数でした。タイトルのように、予定日は決して〆切ではなく、ちょうど中間の日ということになります。

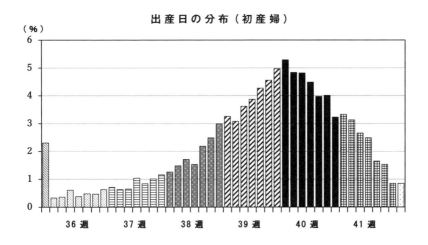

出産日の分布（初産婦）

予定日の1週間前（妊娠39週0日）の初産婦さんがいるとします。この方が1週間以内に出産となる確率はどれくらいだと思いますか？これは39週で産んだ人の人数（2,542人）を39〜42週に産んだ人の人数（6,879人）で割った値となります。これを計算すると37.0%にすぎません。39週に達した段階ですでに、63%は予定日を過ぎることになっているのです。

　予定日を過ぎると胎児の危険性は増すのでしょうか。済生会新潟病院のデータから、子宮内胎児死亡などで死産した割合を調べてみました。すると妊娠36週に至った妊娠19,463例中、21例で死産となっており、頻度は927分の1でした。また妊娠40週（予定日）に至った妊娠7,021例中、死産は4例で1614分の1でした。予定日に達したからといって危険性が増していることはありません。ただし、理論的には予定日を過ぎると胎盤の老化や、羊水減少などのリスクがありますので、健診は週2回とし、41週半ばまでには入院としています。

　上記の二つの事実、すなわち予定日を過ぎることは普通によくあること、予定日を過ぎてもきちんと診れば胎児死亡のリスクは上がらないことを念頭に、多少予定日を過ぎても焦らないようにしましょう。

「立ち会いは体調十分整えて」

【立ち会い出産】

　英国のチャールズ国王は、皇太子時代に当時の妻のダイアナ妃の出産に立ち会われました。第1子のウイリアム王子のときは、伝統的な立ち出産をするダイアナ妃のお体を支えられました。第2子のヘンリー王子のときは、余裕すぎて横でうたた寝だったそうです。

　今日、わが国でも夫立ち会い分娩は一般化し、済生会新潟病院でも経腟分娩の54％（コロナ禍前のデータ）に夫が立ち会っていました。出産の背景別にみますと、経産婦より初産婦、産婦さんが若い場合、深夜の出産で立ち会い率が高くなっています。

　立ち会ったご主人の感想は、「女の人のすごさが分かった。妻は本当に頑張った」「立ち会ってから赤ちゃんがかわいくてしょうがない」など肯定的なものが多く、夫婦の絆の深まり、続く育児への夫の参加にも好影響があるようです。夫に立ち会ってもらった産婦さんも、その83％が次回も立ち会ってほしいと答えています。また万一異常が発生した場合、医師から夫に迅速に説明ができるという意義も見逃せません。

　ただし、お産に血はつきものです。男性は血に弱いですし、羊水の匂いなども慣れていないときついもので、気分が悪くなるご主人もいます。ご自身も陣痛で大変なのに「あなた顔色が悪いわよ、大丈夫？」と枕頭（ちんとう）のご主人を気づかっていた産婦さんもおられました。

　この程度なら笑い話で済みますが、出産が長時間に及んだ場合に、

夫の方が先に音を上げてしまい、「まだ生まれないんですか」と助産師に詰め寄ったりするケースが時にあります。せっかく産婦さんが頑張っているのに、夫のこうした言動で、不安な状態に陥ってしまいます。

　出産は、30時間を越える長丁場になることも稀ではありません。産婦さんは、それに対応すべく身体も変化しており、また覚悟もできています。しかし男性には、そうしたものがないことを認識しておくべきでしょう。立ち会いを予定されているご主人は、出産予定日が近づいたら、体調を整えることを意識してください。奥さんが入院した後も、出産が長引くようなら、助産師と相談して適宜休息を取るようにしましょう。

　なお、立ち会い出産とは、分娩室に入ってからの生まれる瞬間だけを指すのではありません。むしろ長時間を過ごす陣痛室こそ、夫が役に立つ場です。奥さんの水分補給を助けることから始まり、背中をさすったり、お尻を押さえるのも有効です。また陣痛は、何かを握りしめることで緩和できるものですので、その握る対象物となるだけでもよいでしょう。

　帝王切開の立ち会いは、分娩室に比べて高い清浄度が要求される手術室ですので、現段階で行っている病院は少ないでしょう。帝王切開でお腹の切開部から、最初に赤ちゃんの顔だけひょっこり出た姿はとても愛らしく、本当はその瞬間をご主人にお見せしたいのですが。

　上のお子さんの立ち会いは、当然経産婦さんであり、分娩時間も短いことが多く、可能だと思います。ただできれば女の子で、年齢も6歳以上と、十分お姉ちゃんである場合を推奨します。男の子は、妊婦健診でさえも連れて来ている妊婦さんは少ないのをみても分かるよう

に、トラウマになる云々の前にまずもちません。小学4年生で出産に立ち会った桃子ちゃんは、「10才はなれた私の弟」と題する詩を私に書いてくれました。

　私は、お父さんといっしょにお母さんの出産に立ち会いました／お母さんは、分べん台にのると苦しそうにしていました／でも、私には何もしてあげることがありません／弟の頭が出始めると、お母さんがなお苦しそうにしていました／弟の体が全部出ると私は涙が出てきました／嬉しいのと幸せーって思ったからです／私はずっとずっと妹弟が欲しくて／今日という日が本当に嬉しくて忘れられない最高の日でした／お母さん、私に弟を産んでくれてありがとう

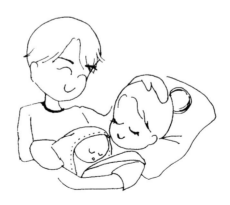

「レントゲン要るが要らぬは風邪薬」

【放射線と薬】

　医療ドラマといえば、医師、次いで看護師が主人公のものが定番でした。最近は放射線技師が主役の「ラジエーションハウス」、薬剤師にスポットを当てた「アンサング・シンデレラ　病院薬剤師の処方箋」、さらには「となりのナースエイド」の看護助手と、いろいろな職種が扱われ、いいところに目をつけたと感心させられます。前2者に関係する放射線および薬は、妊娠中に最も注意すべき「外敵」でもあります。

　放射線は、ある一定以上の線量ではじめて胎児に影響を与える可能性があり、この値を「しきい値」と言います。ヒトでは100mSv（ミリシーベルト）とされますが、X線検査での平均被ばく線量は、胸部単純X線で0.06mSv、腹部単純X線で1.4mSv、腹部CTでも8.0mSvです。よく問われる歯科撮影は0.02mSvにすぎません。ですから、もし妊娠と気付かずこれらの検査を受けたとしても、過剰に心配する必要はありません。

　逆に妊娠中に腸閉塞や急性胆嚢炎、また肺炎や肺結核などの重篤な疾患が疑われる場合は、妊娠中だからといってX線検査を躊躇すべきではありません。被ばく線量を最小限にする配慮をするのはもちろんですが。最近はあまり行われませんが、骨盤X線計測というのもあり、骨盤の前後径や入口部の形状を診断します。骨盤位（逆子）の経膣分娩を予定する場合などに、児頭が通過可能かあらかじめ確認するわけ

です。

　薬の場合、甲状腺疾患、潰瘍性大腸炎、膠原病、てんかんなど妊娠前からの疾患の治療薬は、妊娠中も必要なら継続するのが原則です。例えば胎児への影響を恐れるあまり、てんかんの薬を中断して発作が起こったら、もっと胎児に危険なこととなります。

　よく風邪薬をもらいに来る妊婦さんが多いのですが、これは基本不要です。通常の風邪で胎児に影響が出ることはありませんし、風邪薬は原因であるウイルスを殺すのではなく、鼻水、のどの痛み、咳などの諸症状を緩和する対症療法にすぎません。風邪を治すのは、人間に生来備わっている免疫力です。「病を癒すのは神、料金をとるのは医者」（ベンジャミン・フランクリン）と申しますが、風邪の治療にはまさにこの金言が当てはまります。

　「医者殿は結句うどんでひっかぶり」という川柳があります。人には薬を煎じて飲ましている医者が、自分の風邪にはうどんを食べて暖かくして寝ているだけだと皮肉ったものですが、これが免疫力を高める最高の治療法だということです。

　医師専用のインターネットサイトに、「皆さんはご自分の風邪にどう対応していますか？」という質問があり、いろいろな答えが寄せられていました。「飯食って、風呂入って、明日までに絶対治すという気合」「蜂蜜＋にんにく一片＋すりおろし生姜をお湯に入れて飲む」「味噌汁チャージ１リットルで水分、塩分補給」「濡れマスクをして寝て、のどを保湿する」「Ｃ 1000 タケダ一気飲み＋赤ワインをレンジでチン」「水分補給＋下着頻回交換」「寝る前にドライヤーで脊椎、骨盤辺りを数分温める」。このように保温、水分補給、休息など、抵抗力を高めることに主眼が置かれ、まさに川柳の通りでした。薬を使

う場合も、葛根湯(かっこんとう)、麻黄湯(まおうとう)などの漢方薬が中心でした。

　調子が出てきたので、風邪に関連した川柳をもう一つ。「おい風邪をひくぜと男から折れる」(前田伍健)。喧嘩(けんか)を詫びる男の優しさがにじむ一句です。

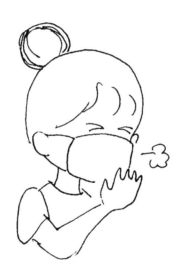

「早剥を頭の隅に置いておく」

【胎盤早期剥離】

　「お腹が休みなく張り、身をかがめていなければならなかった」「何か流れる感じがしたら、すごく出血していた。胎動もあまり感じない」「腹痛で目が覚めた。下痢の痛みかと思ったけど、激しくハンマーで殴られたようだ」。実際の患者さんの訴え（原文ママ）です。妊娠後半期にこんな症状があったら、すぐ病院に連絡、いえ急行してください。キーワードは、「持続的なお腹の張り、痛み」「出血（流れるような）」「胎動の減少」です。

　この病気とは、産科で最も起こってほしくない異常である、胎盤早期剥離（通称：早剥）です。本来胎盤は、赤ちゃんが生まれたあとで、剥がれて出てきます。早剥では、妊娠中に胎盤が突然剥がれてしまい、胎盤の後ろに血腫が形成されます（図1）。胎盤は機能不全に陥り、胎児は血液供給が絶たれて、危険な状態になります。さらに胎盤由来の凝固因子の移行により、母体の血液凝固が亢進し、播種性血管内凝固（DIC）といわれます。DICになると、血を止めるための凝固因子や血小板が使われて無くなってしまい、今度は母体の出血が止まりにくくなってしまいます。

　済生会新潟病院では、25年間の20,355件の分娩で、64件の早剥がありました。うち10例は、他院で発生して搬送されたものなので差し引くと、発生頻度は0.27%、377分娩に1回となります。胎児は10例（16%）が死亡、17例（27%）が重症仮死となっています。母

体は13例が輸血を要しましたが、幸い全員元気に退院されました。

　64例の早剥を分析してみると、初産34例、経産30例と差はなく、年齢分布も一般の妊婦さんと同じで、例えば40歳以上に多いということもありません。早剥と関係があるとされる、妊娠高血圧症候群を合併していたのは4例のみで、胎児の発育が週数に比して著しく小さいケースも10例のみでした（図2）。大多数は順調に経過していた妊婦さんに突然発生しており、予知は困難です。将来、地震の予知と早剥の予知のどちらが先に可能になるかと問われれば、いい勝負ではないでしょうか。ただ、発生した時期（妊娠週数）は、図2のように33週から37週が圧倒的に多く、30週以前の発症は2例のみでした。

　早剥を克服するには、なんと言っても「こういう病気もある」ということを知っておくことが一番です。すぐ病院に来ていただいて診断をつけて、直ちに帝王切開をすればお母さんはもちろん、赤ちゃんも十分救うことができます。ただし377回に1回程度ですので、あまり意識しすぎても身がもちません。「頭の隅に置いておく」くらいでちょうど良いでしょう。

　上述の発生時期を考慮して、私たちは妊娠30週の健診の際に、早剥について説明しています。妊娠したての頃にお話ししても、すぐ起こるわけではないので忘れてしまうからです。その際、上述の実際の患者さんの生の訴えを含めて、具体的に説明するようにしています。妊婦健診で早剥について説明することが、産婦人科医の最大の使命だと思います。

　64例の早剥中お一人だけ、今回で早剥が2回目という方がいらっしゃいました。しかし前回の経験からすぐ早剥と察知して受診され、

緊急帝王切開で母子とも全く元気でした。この病気についてあらかじめ理解し、早く気付いて受診していただくことがいかに重要かを示す実例です。

図1. 胎盤早期剥離となった胎盤

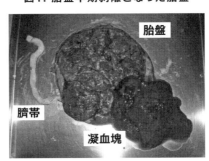

図2. 胎盤早期剥離の発生した妊娠週数と胎児の体重

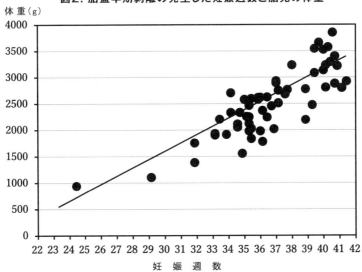

「ツインだがダブルもあるよ双子ちゃん」

【双胎妊娠】

「たしかに失神状態ではあったが、間を置いて二人の子を産み落とした感触はまだ体に残っている。伯母の驚きと嫌悪に満ちた表情も忘れてはいない。おそらく本多（作左衛門）の指図で、兄か弟か、あるいは姉か妹かがひそかに間引かれてしまったのだろう。心中でその子に詫び、まんはいっそう頬を濡らした」（大島昌宏『結城秀康』より）。

誕生するとかわいくて幸せ 2 倍の双子ですが、なんと昔は忌み嫌われていたそうです。2 人も出てくるのが家畜のようで気味悪く、またこの話のように、武家ではどちらが家督を継ぐかでトラブルになる危険性を嫌ったのかもしれません。

双胎（双子）は英語でツイン（twin）と言います。ホテルのツイン・ルームのツインです。双胎には 2 通りの卵生、すなわち 1 卵性と 2 卵性があります。1 卵性は、もともと一つだった受精卵が二つに分離したもので、2 人は全く同じ遺伝子を持ちます。2 卵性は、二つの卵子が排卵して、それぞれに精子が受精したもので、2 人は普通の兄弟と同じ関係です（図）。

双胎には、もう一つ膜性とよばれる構造上の区別もあります。胎盤およびこれに連なる絨毛膜が 1 枚で、その中に 2 人の子がいるのを 1 絨毛膜性双胎といいます。絨毛膜の内側にある羊膜は大抵 2 枚あって、2 人は別々の羊膜に包まれています。1（mono）絨毛膜、2（di）羊膜なので、MD 双胎といいます。一方、それぞれの子が自分の胎盤お

よび絨毛膜を持っているのが、2絨毛膜性双胎です。当然その内側の羊膜も2枚であり、DD双胎といわれます。先のホテルの例でいうと、ツイン・ルームにふさわしいのは、2絨毛膜性の方です。1絨毛膜性は、同じベッドを共有するダブル・ルームという感じです。

　では1・2卵性（卵性）と1・2絨毛膜性（膜性）はどういう関係になっているのでしょうか。まず2卵性の双子は原則2絨毛膜性になります。1卵性では約75％は1絨毛膜性となりますが、両児の分離が早期に起こった場合には2絨毛膜性となり、約25％が該当します。ですから、1絨毛膜性双胎をみた場合、必ず1卵性と言えますが、2絨毛膜性では、異性ならもちろん2卵性ですが、同性なら1卵生もあり得るわけです。卵生の診断は、次の二つの質問で可能です。一つは、

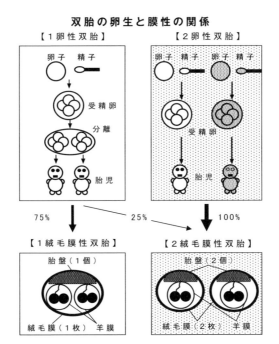

双胎の卵生と膜性の関係

1歳頃「うりふたつ」のように似ていたか、もう一つは、双子が誰かに間違われたかです。「うりふたつ」で、親戚や近所の人にも間違われたらほぼ1卵性といえます。親が間違ったらもう絶対1卵生です。

　済生会新潟病院で出産した538組の双胎のうち、1絨毛膜性（MD）が86組、2絨毛膜性（DD）が452組でした。その性別（第1子、第2子の順）をみてみますと、MD双胎は必ず1卵性ですので、当然全例同性（男男が40組、女女が46組）でした。一方DD双胎は同性の256組（男男が146組、女女が110組）に対して、異性が196組（男女が106組、女男が90組）と同性の方が多くみられました。もしDD双胎が全て2卵生なら、同性の双胎と異性の双胎がほぼ同数になるはずです。同性が多いのはDD双胎の中に、1卵生が含まれているからです。仮に452組のDD双胎のうち60組が1卵生としましょう、すると2卵生が452 − 60 = 392組となります。392組の2卵生の半数の196組が同性となり、60組の1卵生は全て同性ですので、196 + 60 = 256組が同性になるはずです。これはちょうど実測値と一致しています。つまり、DD双胎の約13％（60/452）は1卵生ということです。

　日本における自然妊娠での双胎の発生率は、約0.65％（1卵生0.40％、2卵生0.25％）といわれています。実際には治療による双胎（多くは2卵生）が加わり、双胎の割合は約1.10％です。当院では毎年15〜20組生まれる、かわいい双子の赤ちゃんに癒されています。

「年齢が上でも妊娠できりゃ勝ち」

【高齢出産】

2023年の数値が過去最低の1.20で、少子化の指標としてよく取り上げられる合計特殊出生率は、1人の女性が生涯に産む子どもの数を示し、15歳から49歳の出生率を合計して算出されます。済生会新潟病院の25年間で、この出生率にカウントされない出産が1件だけありました。Tさん50歳の出産で、しかも正真正銘の自然妊娠です。さすがに、年齢に間違いはないですかと、役所から確認の電話がきました。

まずダウン症などの先天異常が心配されました。この年齢ではおそらく発生率は10％以上と考えられます。Tさんは、授かったかけがえのない命を必ず大切に育てると決心し、エコーで疑われる所見もなかったので、羊水検査等は行いませんでした。妊娠経過も順調で、妊娠38週で帝王切開を行い、赤ちゃんは2,780グラムの元気な男の子でした（写真）。高齢でリスクの高い、産後の血栓症なども種々の対策で乗り切りました。

35歳以上での出産を「高齢出産」といいます。高齢出産では妊娠高血圧症候群の発生率が高く、糖尿病などの内科的疾患や、子宮筋腫等が合併している場合も多くなり、また児の染色体異常率も上がるなど、問題があることは間違いありません。

しかし「高齢出産」という言葉があまりに有名なためか、大事なことが忘れられていると思います。年齢が上がると最も不利なことは、

1に妊娠しにくいこと、2に流産しやすいことで、3、4がなくて、5以下が上記の妊娠高血圧などの問題です。それらは慎重な産科的管理によって、多くは克服可能です。染色体異常にしても40歳でようやく1％弱にすぎず、どうしても心配なら検査もできるわけです。

　これに対して1．妊娠しにくい、2．流産が多いは、若い人との差が決定的です。上述の3、4がないのは、その重大性に5以下と大きな差があるという意味です。当院の生殖医療部門のデータでも、30代前半までの方は75％以上赤ちゃんが授かりますが、40歳以上では30％弱です。従って40歳以上の方でも、妊娠が成立し、妊娠4カ月に入って流産の心配がなくなった時点で、ほとんど勝ったも同然と言ってよいでしょう。

　当院の20,355名の分娩データをみますと、35歳以上は6,110名で30.0％もいて、少しも珍しくありません。40歳以上の方も1,296名で6.4％でした。34歳以下、35〜39歳、40歳以上と、年齢を3群に分けて、異常の発生率を比較してみます。重症の妊娠高血圧症候群は、それぞれ2.1％、2.9％、3.3％で年齢とともに上昇しますが、さほど大きな差はありません。早産率も5.8％、6.3％、6.8％と上昇しますが、問題となる妊娠32週以前の早期早産は、むしろ40歳以上が最低でした。死産率も、0.27％、0.37％、0.31％で同程度です。さすがに帝王切開率は、23.6％、35.7％、45.5％と、年齢とともに上昇していました。

　このように、帝王切開という切り札がありますので、出産を迎える段階に至れば、高齢でも大丈夫のようです。40代でも体がしなやかで安産の方もおり、20代でも小太りですと難産になるケースもあるなど個人差も重要で、あまり年齢のレッテルを貼りすぎない方が

良いでしょう。40歳以上で早期の早産が低かったのは、子宮口が硬くて開きにくいためだと思われます。さらにこうした年齢では、精神的にゆとりがあって出産時に冷静な場合が多く、その後の子育ても人生経験を活かせるなど、わずかですが高齢のメリットもあるかもしれません。

　件のTさんですが、すごいのはそのお年だけではありません。実は今回の妊娠前に5回もの自然流産を経験されているのです。6回目の今回、無治療で初めて流産も乗り越えたのでした。将棋の米長邦雄永世棋聖は、ライバルの中原誠十六世名人に名人戦で5回もはね返されましたが、6度目の49歳で名人になりました。その際に、氏が尊敬する鑑真和上も6度目の渡航で日本に到達した（754年）と述べておられました。同じく6回目で成功したTさんの出産は、妊婦さんはもちろん、私たちお産に携わる者をも勇気づけてくれる貴重なものでした。

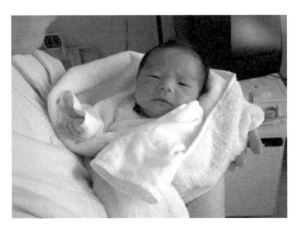

「生ものに注意し手洗いTORCH予防」

【妊娠中の感染症】

　英語には、関連するいくつかの語の頭文字を組み合わせて新しい語句のようなものを作り、記憶や表記をしやすくするという得意技があります。例えば、経済発展が著しい5カ国、Brazil, Russia, India, China, South Africa を合わせて BRICS と表したりします。

　産科関係でも、TORCH 症候群というのがあり、これは妊娠中の感染によって胎児の異常を引き起こす可能性のある疾患を組み合わせたものです。T はトキソプラズマ、O はその他（others、B 型肝炎、EB ウイルスなど）、R は風疹（rubella）、C はサイトメガロウイルス、H はヘルペスウイルスの頭文字です。others が少しイマイチですが、TORCH で「たいまつ」という立派な単語にもなっており、そういう点で BRICS より上等かもしれません。もっとも日本語にも、ビジネスマナーのホウレンソウ（報告、連絡、相談）なんかがあります。

　TORCH 症候群のうち、風疹は流行が起こるたびに報道されますので、よく知られています。妊娠初期に感染すると、児に先天性心疾患、白内障、難聴などを起こします。妊婦健診で抗体価を必ず検査しますが、陰性だった場合は、人混みを避ける、手洗いとうがいの励行、夫へのワクチン接種、出産後のワクチン接種などが勧められます。

　ヘルペスウイルスは、主に性行為によって感染し、外陰部などに激痛を伴う潰瘍を形成します。速やかに抗ウイルス剤を開始します（妊娠中でも投与可能）が、出産時に病変が消失しない場合は、帝王切開

によって児への感染を防止します。

　先天性のトキソプラズマや、サイトメガロウイルス感染症も、それぞれ年間100人規模の発症があると推定されており、決して無視できない疾患です。共に精神発達遅滞をはじめ、脳内石灰化、網膜炎など多彩な症状を呈します。トキソプラズマの虫体は、ネコの糞便中や生肉に存在します。ネコの糞便の処理は人に任せ、妊娠中に新しいネコを飼わないようにしましょう。土に触れるときは手袋をし、手洗いも十分に、生肉もNGです。サイトメガロウイルスは小さな子どもが感染し、その尿や唾液に含まれます。従って、これらに触れた際は十分手洗いする、子どもと食器を共有したり、口にキスしたりしないことが大切です。

　以上から分かるように、妊娠中は手洗いを励行し、生ものを避けることが、TORCHのいずれの疾患を予防するためにも重要です。また妊娠中の性行為では、コンドームを使用することが、上行性の子宮内感染による流・早産の予防に大切です。

　このほか妊娠中には、母子感染を起こす可能性のある種々の感染症をチェックします。先の風疹以外に、梅毒、クラミジア、B群溶連菌、B型肝炎、C型肝炎、成人T細胞白血病ウイルス（HTLV-1）、エイズウイルス（HIV）など多岐にわたります。

　もし陽性だった場合、梅毒、クラミジアでは妊娠中に、B群溶連菌では出産時に抗生物質を投与して、赤ちゃんへの移行を阻止します。B型肝炎では、出生直後の赤ちゃんに抗体を投与し、その後ワクチンを追加します。C型肝炎では抗体、ワクチンはありませんが、赤ちゃんの感染の有無を追跡し、陽性ならインターフェロンを投与します。HTLV-1は母乳感染が主で、人工栄養とします。HIVでは妊娠中・出産

時に抗HIV薬を投与し、出産を帝王切開とし、人工栄養とし、さらに赤ちゃんにも抗HIV薬を投与します。HTLV-1の検査を公費負担としたのは、わが国からこのウイルスを撲滅しようとする、一大国家プロジェクトでもあるそうです。

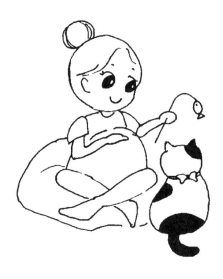

「来年の今頃はもう出産だ」

【死産】

「ストレスランキング」というのをご存じでしょうか。正式には「ホームズの社会的再適応評価尺度」といい、「結婚」を基準値50として、いろいろなライフイベントのストレスの強度を0～100点で示したものです。結婚もストレスなんですね、いい意味でしょうが。これによるとストレス1位は「配偶者の死」、以下「会社の倒産」「親族の死」「離婚」と続きます。妊婦さんにとって最も悲しい「死産」は入っていませんが、親族の死と同等と解釈され、かなり上位にくる出来事です。

Aさんは、ある年の12月8日に、妊娠35週でお腹の女の子の赤ちゃんが子宮内で死亡してしまい、死産に至りました。腹痛、出血などの症状は何もなく、健診に来たら胎児の心臓が動いていませんでした。臍の緒が命綱である胎児は、実際に生まれて自分で呼吸をしている新生児よりリスクの高い状態にあり、Aさんのようなケースは約700回に1回あるとされています。感染症や自己抗体などを検索するも異常なく、臍帯のねじれが強かったことが原因と推測されました。

赤ちゃんを亡くされて深く悲しんでいる方に寄り添い、回復の支援を行うことをグリーフケアといいます。グリーフケアに「こうした言葉を掛けるのが良い」といった正解はありませんが、医療者はこれを考え続けることが大切です。当院の助産師は、死産の赤ちゃんも1人の子どもと考え、沐浴をし、産着や帽子をかぶせ、お母さんに添い

寝してもらっています。名前を聞いたり、パパ似だねなんて話しています。「（死産を）忘れなくていいんだよ」という助産師の言葉に救われたという方もいました。

　「すぐ次の子ができるよ」なんて声掛けは不適切なのですが、産婦人科医としては前向きになってほしくて「来年の今頃はもう出産ですよ」なんて言ってしまいます。流・死産した場合に3回生理が来たら妊娠可能と説明するのが一般的で、3カ月経って妊娠すれば妊娠期間が9カ月ですので、12カ月後には出産となるわけです。

　翌年4月、Aさんは再度妊娠しました。エコーをみてびっくり、前回の借りを返すように双子の妊娠でした。12月10日、前の子の「命日」のわずか2日後に、2人の男の子を無事出産されました。まさに「来年の今頃はもう出産だ」の言葉の通りになりました。2人の男の子の名前は、お姉ちゃんにつけるはずだった漢字2文字の1文字ずつをもらって、命名されました。今でもAさんがその写真を肌身離さないお姉ちゃんに見守られ、2人の男の子は健やかに育っています。

　死産の多くは、臍の緒が強くねじれていたり、狭小な部分があるなどの臍帯のトラブルが原因とみられています。臍帯の問題は偶発的なので、次回妊娠ではたいてい大丈夫です。

　ただ一つ、抗リン脂質抗体という自己抗体が陽性の場合には、次回も反復する可能性があり注意が必要です。30年前、大学の在籍時に担当したIさんは、この抗体により死産を反復していました。当時抗リン脂質抗体の測定は、今のように外注で簡単にできず、大学の研究室で行っていました。その際に陽性の検体を入れておかないと、全部陰性の場合に本当に全員陰性なのか、検査自体が不良で検出されないのか分かりません。Iさんの強陽性の血液がとても役に立ち、ありが

たかったです。

　抗リン脂質抗体は、血液を固まりやすくし、胎盤で血栓ができて死産すると考えられます。Iさんに対して、自己免疫疾患に準じてステロイドを投与して抗体価を下げ、妊娠してからは低容量のアスピリンで凝固を防ぐ治療を行いました（現在ではステロイドでなく、抗凝固のヘパリン＋アスピリンが標準治療）。その結果無事出産され、検体を頂いたご恩に報いることができました。

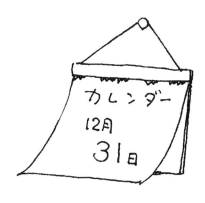
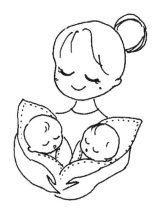

「難しく考えぬほど妊娠し」

【不妊症】

「あなたからはフェロモンが感じられない」。私の尊敬する先生が、不妊症の患者さんに向かって放った言葉です。失礼じゃないかと一瞬ドキッとしますが、そこは先生と患者さんの信頼関係が構築されており、長年の経験・見識からにじみ出るオーラで、患者さんも納得なのでしょう。近年「患者さま」とか「診させていただきます」などとのたまう若い医師がいますが、これでは病気は治りません。信頼に足る医師から、時には上から目線で言われた方が病気は早く治ります。学校も友達先生だと学級崩壊しやすいそうです。

「先生、ここを押すと痛いのですが」と患者さんが訴えたとき、「じゃあ押さないでおきなさい」と断言できる先生は素晴らしいです。それは的確な診断力はもちろん、人間力、カリスマ性があって初めて言えることです。先のフェロモンの先生は、もっと艶やかに、香水などで匂いも工夫するようアドバイスもしていました。そういえば、「香りは、女の、キャッチフレーズ」なんていう、資生堂のコピーもありました。

人間の営みの中には、大脳皮質での高次の脳機能を駆使する人間ならではの作業から、肉体中心の、動物も行っていることまでさまざまなものがあります。技術者が新製品を開発する営みが前者なら、妊娠することはさながら後者ということができましょう。断っておきますが、どちらも人間にとって大事な営みで、いずれが上位というわけで

はありません。

　不妊症の方は、専門職などに就かれている知的な方が多い傾向があります。これまで莫大に勉強し、努力を重ねて今の地位を築いてきた、その流儀を妊娠に対しても行ってしまう。インターネットなどで情報をたくさん集めて、研究すれば妊娠するものではありません（医療者は日々勉強ですが）。それよりもまずは夫婦仲良くすることです。お互いを尊敬するとともに、先の先生の言った通り夫婦共にいつも魅力的でいるよう努力しましょう。不妊外来ではわれわれの見立てと、実際の排卵日が違っていることも多々ありますが、仲の良いご夫婦なら、その日も性交渉をされていて妊娠が成立したりします。『つるかめ助産院』という小説（小川糸・著）に「妊婦さんは、バカになるのが一番なんだから」という助産師さんのセリフがありますが、これは妊活中の方にも当てはまります。

　妊娠のしやすさは、明らかに年齢に反比例します。図は済生会新潟病院の生殖医療部門を受診された方の初診時の年齢群別に、出産に至った割合（生産率）を示しています。30代前半までなら生産率は75％以上です。そもそもこの年代では不妊症の方は少数ですし、たとえ不妊症であってもこの成績ですから、30歳で結婚すれば大多数は赤ちゃんを抱くことができることになります。40代では妊娠しても流産に泣かされることも多く、生産率は低くなります。また、年齢が高くなるほど、体外受精などの生殖補助医療の比率が高いですが、若い方ですと、一般不妊治療で簡単に妊娠できています。

　女性が30歳までに最初の出産を、35歳くらいで最後の出産をする。そして40代後半〜50代には子どもも手を離れ、管理職としてバリバリ仕事をする。そうなれば、60歳そこそこの元気な現役のうち

に孫の顔も見られ、小遣いをあげたり、一緒に楽しく遊べます。政府が唱える「女性の輝く社会」は適齢期に妊娠・出産してこそ実現可能でしょう。女性のライフスタイルに口を挟むのかとのお叱りもあるでしょうが、これは生物学的事実なので如何ともし難いものです。

　重症の妊娠高血圧症候群で出産された方などに対して、「次は十分期間を空けてから妊娠してください」と説明します。しかしこうした方に限って、すぐまた妊娠して来られることが多々あります。これはこれで問題ですが、彼女らから学ぶ点もあります。妊娠を難しく考えないから、妊孕性（妊娠のしやすさ）が高いのです。不妊症のカップルも、二人仲良く肩の力を抜けば、近い時期に赤ちゃんがやってくるでしょう。

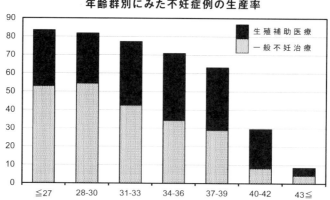

年齢群別にみた不妊症例の生産率

「産んだ人母であること真理なり」

【代理出産】

　生殖医療の進歩は、通常ではあり得ない妊娠を現実のものにしています。卵子がないか、卵巣機能が低下した女性に対する卵子提供や、子宮を失くして子どもが産めない女性に対する代理出産などです（図）。本来生殖医療とは「夫の精子と妻の卵子による受精卵が、妻の子宮で妊娠することを助ける医療」であるのが原則です。現時点では日本産科婦人科学会は、こうした第三者が関与する生殖補助医療を原則認めていません。これらを希望する夫婦は良くても、その結果生まれて来る子どもの福祉に大きな懸念（アイデンティティの喪失、出自を知る権利の侵害、異常があった場合の受け取り拒否など）があることが、最大の理由と思われます。

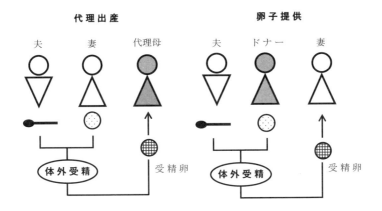

しかし、海外で卵子提供を受けられた、野田聖子衆議院議員には心を打たれました。第三者から提供された卵子と、夫の精子で体外受精させた胚を、自身の子宮に移植して妊娠・出産されました。自分自身のDNAを受け継いでいない子どもを、50歳での出産というリスクを冒しても「それでも私は産みたい」とする情熱は、すごいの一言です。

　一方、代理出産といえば、タレントの向井亜紀さんが思い起こされます。自身の卵子と夫の精子で体外受精した受精卵を、第三者（代理母）に妊娠・出産してもらったものです。わが国の法律では「産んだ人が母親」ですので、向井さん夫妻は遺伝的な親でありながら、子どもは養子となっています。

　「生みの親より育ての親」と申しますが、現代では生殖医療の進歩で、その生むという過程がさらに「生み」と「育て」に分け得ることとなったのです。すなわち、卵子の主が「生みの親」であり、子宮で胎児を10カ月育んだ人が「育ての親」です。

　子どもが、自身の血（DNA）を受け継いでいる事実はもちろん尊いです。しかし、約0.1mmの受精卵と精緻かつ強固に結合してあんなに大きな胎児となし、最後に陣痛で押し出してこの世に送り出す子宮の存在はこれまた大きく、母性の原点ここに在りの感があります。卵子よりも子宮、すなわち「生みの親より育ての親」は、ここでもまた真なりです。したがって自身の子宮で赤ちゃんを育み、お腹を痛めて産んだ（帝王切開だとしても）野田議員は、まさに実母と呼ぶに値します。

　2021年に朝日新聞の「声」欄に、米国の代理母に三つ子の女の子を産んでもらった方の、次のような投稿がありました。「代理母とも親類同様の交流が続いており、3人にとっていわば2人目の母です。

昨年には4人で渡米、代理母と1週間過ごしました。3人にもいずれ愛する人ができるでしょう。相手やそのご家族に出自を話すとき、両親に望まれ、愛されて育ったのだと自信を持ち、胸を張っていってほしいと切に願っています」。代理母を母として敬う姿に胸を打たれます。

　「産んだ人が母親」という古くからの民法の規定（実際には条文ははなく判例による解釈）は、生殖医療を想定していなかったのではなく、生殖医療全盛の現代でもなお真理といえます。その証拠に令和2年の民法改正で、「女性が自己以外の卵子を用いた生殖補助医療により懐胎し、出産したときは、その出産した女性を母親とする」と明文化されました。このことは、子宮が受精卵を赤ちゃんに育て上げ、この世に送り出すという大きな役割を果たしているという、産科学的見地からも裏付けられているのです。

「胃の痛み頭痛とともに注意して」

【妊娠高血圧症候群】

　重症の妊娠高血圧症候群（Hypertensive disorders of pregnancy ＝ HDP）で、他院から母体搬送されてきた妊婦さんがいました。血圧 180/110 mmHg と高いのもさることながら、全身がむくんで顔はお岩さんのようでした。彼女の枕元に 1 枚の写真がありました。新婚旅行のスナップ写真でした。それを見たスタッフ「あれ、この妊婦さん本当はきれいな方ですね」（こらこら）。帝王切開によって妊娠が終了すると、どんどん尿が出るようになり、むくみが取れ、この妊婦さんは日一日と元の美しさを取り戻していきました。

　HDP とは、妊娠が契機となって高血圧、尿蛋白、むくみの 3 症状が出現する疾患です。詳細な原因は不明なので「症候群」となっていますが、要は妊娠という過大な負荷に対して、体がうまく適応できない状態といえます。古くは血液中の毒性物質が原因であるとされ、「妊娠中毒症」と呼ばれていました。しかしとりわけ高血圧が重要とのことで、2005 年に Pregnancy induced hypertension（PIH）と改訂され、さらに 2018 年から HDP に変更されました。まるで言葉の遊びのようです。近年、可溶性 fms 様チロシンキナーゼ -1（sFlt-1）という物質が、発症に関与していることが注目され、やはり中毒症という名称で良かったのかもしれません。

　HDP では妊娠の終了が唯一の根本治療であり、出産後は先の妊婦さんのように改善していきます。ただ、胎児がまだ小さい時期の

HDPですと、薬で血圧をコントロールしつつ、母体、胎児の状態を総合的に勘案して、適切な出産時期を検討することになります。

　済生会新潟病院の20,355件の出産で、重症のHDPは517例にみられ、発症率は2.5％でした。年齢別では20代で1.9％、30代で2.8％、40代も3.3％と年齢が高いほど多い傾向でしたが、さほど著明ではありません。初産・経産別では、初産3.4％、経産1.5％と初産婦さんに多い疾患と言えます。また双胎では7.1％と高く、妊娠の負荷が大きいことが影響していると考えられます。

　HDPは妊娠28週以降という、妊娠を前・中・後期の3期間に分けた場合の後期に発症するものが大多数で、1～2日というよりも週単位程度のスピードで増悪してきます。ですから間隔が2週間ごととなっているこの時期の妊婦健診でほとんど捉まることになりますので、健診をきちんと受けることが大切です。

　HDPの合併症と位置付けられている危険な病態に、子癇とHELLP症候群があります。子癇は脳血管の攣縮などにより、けいれん発作をきたすもので、当院では25年間に1例のみ産後2時間後の発生例がありました。昔は結構みられたようで、おばあさま世代の方は子癇という言葉をご存じの方が多いです。

　HELLPは助けてのHELPではなくLが二つですが、これは溶血、肝酵素上昇、血小板減少というこの症候群の主症状の英語の頭文字です。当院での発症率は0.15％ですが、肝不全、DICという血が止まらない状態、脳出血などをきたす恐ろしい疾患です。当院でのHELLP症候群の患者さんのほぼ全員の初発症状が胃の痛みでした。これは肝臓の血管が攣縮したり、肝臓がむくむのを胃の痛みと訴えるのだと考えられています。妊娠後期に今までにない胃の痛みを感じたらぜひ受

診をお願いします。もちろん高血圧の症状である、目がチカチカするような頭痛があった場合もです。

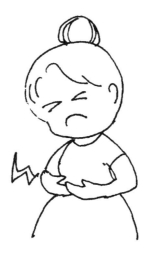

「乗り越えろがん治療して出産へ」

【がん治療後の出産】

　2014年、当時31歳のAさんは、がんセンターで乳がんと診断され、しかも手術前に化学療法が必要な状態でした。化学療法で用いる抗がん剤は、卵子には特に強く影響し、ダメージを与える危険性が大です。そこで前もって、卵子を凍結保存することになりました。幸いAさんには婚約者のS氏がいたため、体外受精で彼の精子と受精させてから、胚として4個を凍結しました。卵子そのものより、受精した胚の方が凍結に強いのです。

　がんが発覚してもS氏は迷わずAさんと結婚。晴れてSさんとなったAさんは、5年間のがん治療を乗り越え妊娠の許可を得て、2020年に当院を再診されました。1個の胚を融解・移植して妊娠、翌年に元気な男の子を出産しました。さらに2022年にも、2個目の胚を移植し、その翌年次男も誕生しました。このほかにも、男性で抗がん剤治療を行う前に精子を凍結保存し、後日結婚してから、その精子を用いた体外受精で、お子さんを得た方もおられます。

　思春期から若年の成人、通常15歳から39歳を、AYA世代（adolescence and young adult）と呼びます。AYA世代ががんに罹患した場合、がん治療の他に、妊孕性（妊娠する力）の温存に配慮する必要があります。現在は凍結技術の進歩で、患者さんの年代やパートナーの有無に応じて、卵巣、卵子もしくは胚の凍結を行って、Sさんのように将来妊娠・出産できるようになっています。こうした医療を

「がん・生殖医療」といいます。

　がん・生殖医療には、凍結技術のほかにもいろいろな手法があります。例えばがんの放射線治療を行う場合、卵巣に放射線が当たらないように位置を移動させることがあります。GnRHアゴニストという薬で卵胞の発育を抑えてあげると、抗がん剤から卵巣を保護できます。これは、卵胞が発育しない初経前の小児では、抗がん剤の卵巣への影響が少ない、という事実に習ったものです。また進行した子宮頸がんに対しては、子宮頸部のみを切除し、胎児が育つ子宮体部を残す「広範性子宮頸部摘出術」が行われます。子宮体がんでは、通常子宮を摘出する必要がありますが、ホルモンが効く場合もあり、高単位黄体ホルモン療法で寛解させてから妊娠・出産したケースも、当院でも2例ありました。

　若年者のがんに対する、治療の進歩も著しいものがあります。済生会新潟病院で25年間に出産された20,355名のうち、がん治療後の方（いわゆるがんサバイバー）が63名もおられました。内訳は、甲状腺がんが19名で最も多く、以下乳がん16名、白血病など12名、卵巣がん7名、脳腫瘍5名などでした。甲状腺がん、白血病、脳腫瘍、卵巣がんは、思春期以前のAYA世代に多いがんとして知られています。63名の年齢は、25歳から44歳で平均35歳でした。36週の早産が1例のみで、ほかは全員正期産でした。25例（40％）は帝王切開でしたが、赤ちゃんの体重は2,225から4,052グラムまで平均3,071グラムで、全員アプガースコア8点以上で元気に誕生しました（アプガースコアについては93ページ参照）。一般の方の出産と同等かむしろ良い成績でした。

　妊娠中にがんが発見されるケースもありますが、1,000人に1人程

度で、非妊娠女性と同じ頻度です。大学在籍時に、妊娠20週の妊婦さんに肺がんが見つかり、紹介されてきました。赤ちゃんが生存可能な妊娠22〜24週まで待つか、悩ましいところでした。ところが急に陣痛が来て、あっという間に出て死産となりました。おそらく肺がんで母体の酸素濃度が低下し、陣痛につながったと医学的には説明できます。しかし、赤ちゃんが身を挺して、早く治療開始できるようにお母さんを守ったとも考えられ、涙なしには語れません。

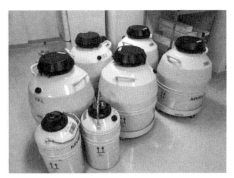

胚を凍結するタンク（済生会新潟病院）

「オキシトシン良い陣痛で母子守る」

【陣痛促進剤】

　四大幸せホルモンというものがあります。ドーパミン、セロトニン、β-エンドルフィン、オキシトシンの四つで、それぞれ達成感、精神の安定、高揚感、信頼感などをもたらし、幸せな気持ちにしてくれます。中でもオキシトシンは、他者への共感や愛情を高め、「愛情ホルモン」とも言われています。赤ちゃんがおっぱいを吸うと母乳が出るのも、オキシトシンの作用ですが、同時に赤ちゃんを愛おしく思う気持ちにさせてくれます。

　「陣痛促進剤」と聞くと「こわいもの」という印象をお持ちの方も多いと思います。しかし何をかくそう、陣痛促進に最も広く用いられている薬剤こそオキシトシンです。陣痛は、脳の下垂体後葉から分泌されるオキシトシンが子宮筋に作用して起こります。ギリシャ語の「okys」（早い）と「tokos」（出産）を組み合わせて命名され、まさに出産を進めるホルモンです。何らかの理由で、陣痛が弱いために出産が長期化した場合に、正常な陣痛に戻すべく、同じオキシトシンの製剤が投与されるわけです。

　お産は競争ではありません。一応分娩所要時間の正常値は、初産婦で30時間以内、経産婦で15時間以内とされていますが、30時間を超えた瞬間に突然異常になるわけでもありません。たとえ50時間経過していても、ゆっくり少しずつ進行していれば、その妊婦さんにとっては正常なお産といえます。助産師や産婦人科医にとって、分娩の介

助とは、「待つ」こととほとんど同義です。

　ただ、子宮口が全開大して5時間経過とか、破水して3日目など、医学的に分娩を進めた方がよい場合も当然あります。このように長丁場の分娩となった場合に、助産師は、蹲踞（そんきょ）やあぐらの姿勢をとらせる（骨盤が開く）、シャワーや足浴を勧める（リラクゼーションが得られ、和痛効果もあり）、乳頭をマッサージする（自身のオキシトシンが分泌される）などの対策をとります。これらを行っても分娩が進行しない場合に登場するのが、オキシトシンです。

　済生会新潟病院での単胎の出産19,817例のうち、オキシトシンが使用されていたのは2,239例と11.3％もありました。使用した2,239例のうち1,997例、89.2％が経腟分娩となっており、オキシトシンのおかげで、多くの妊婦さんが帝王切開せずに済んでいます。

　もちろんオキシトシンに限らず、全ての薬剤には副作用があり、いいことずくめという薬はありません。使用にあたっては、次の諸点が重要であると思われます。①オキシトシンを使用する必要性がある（医学的には「適応」といいます）、すなわち分娩が著しく長期化しており、その原因が微弱陣痛と考えられる。②オキシトシンはポンプで精密に計量しながら最低量より開始する。③使用中は胎児心拍と陣痛の状況を、持続的にモニターする―これらを順守する限り、オキシトシンは赤ちゃんが生まれるために必要な陣痛を正常化させ、母子を守ってくれます。

　なお、陣痛促進剤にはオキシトシンのほかに、プロスタグランジン（PG）があります。子宮を収縮させる作用があり、月経痛にも関係しています。PG製剤は、これまで内服か点滴のみでしたが、新たに腟用剤が開発されました。PGはもともとオータコイド（局所ホルモン）

に区分されるものですので、膣局所への投与は理に適っています。子宮の出口を柔らかくする作用もあり、帝王切開の減少に効果が期待されます。

　「陣痛促進剤で事故」などという報道がなされる場合も、残念ながら稀にあります。しかし「オキシトシンで無事出産」だとニュースにならないわけで、そうしたケースは莫大にあるわけです。「犬が人を咬(か)んでもニュースにならないが、人が犬を咬むとニュースになる」と一緒です。

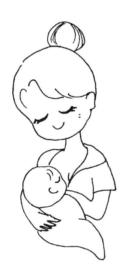

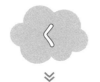

「苦痛なし無痛分娩もあります」

【無痛分娩】

　38歳の初産婦のKさんは、妊娠41週で陣痛が発来し入院されました。しかし、子宮口が4cm開大してから6時間以上、4cmのまま進行しません。陣痛が弱いのであれば、促進剤を使うか、逆に休んでもらえばよいのですが、陣痛はとても強く、Kさんは苦悶の表情です。

　お産が進行するためには、子宮の上部（体部）は収縮して、下部（頚管）は弛緩して開かなければなりません。Kさんは余分な力が入ってしまい、頚管も収縮してしまっていて開かないと考えられました。帝王切開も避けたいということで、麻酔科の先生にお願いして、硬膜外麻酔を行うこととしました。硬膜外麻酔については、本書143ページ「先生は麻酔小児科大切だ」の項で述べています。

　硬膜外麻酔が入ってから、Kさんは一転穏やかな笑顔になりました。余分な力が抜けたため分娩も進行し、2時間で子宮口が全開となり、そこからは2時間半ほどかかりましたが、3,585グラムの男児を自然分娩されました。

　最近よく「無痛分娩」という言葉を耳にされると思いますが、これも同じく硬膜外麻酔によって、局所麻酔薬と少量の医療用麻薬を持続注入して、分娩の痛みを緩和するものです。腹部から外陰部にかけての知覚のみがブロックされますので、もちろん意識は普通ですし、歩くことも可能です（足の力が入らない場合もあり、通常はベッド上安静とします）。世界的には、米国で73％、英国で60％、フランスで

は82％の出産が無痛分娩で行われており、お隣の韓国でも40％です。

　無痛分娩にもリスクはあります。稀ですが、硬膜外麻酔がより深い脊椎麻酔になってしまうと、麻酔薬が体の上まで効きすぎて呼吸抑制を起こしますし、血管に入れば中毒症状が出ます。陣痛や、いきみが弱くなる場合があり、吸引・鉗子分娩が増加します。また、本来は自然に陣痛が始まって入院したときに、麻酔を開始すればよいのですが、24時間体制で麻酔科医が対応するのも困難です。従って計画無痛分娩といって、予定入院して日中に麻酔を行うために、陣痛促進剤の使用がさらに多くなるのも問題です。

　分娩の痛みが単なる苦行であれば、女性は誰も子どもを産まなくなってしまうはずです。しかし実際は、出産直後の女性はさっきまでの苦労は忘れて、次もすぐ産みたいと言うのが常です。これは分娩時には、脳内麻薬とよばれるβエンドルフィンが多量に放出され、痛みを緩和するのみならず、大きな達成感と幸福感をもたらすからです。この幸福感は、困難を克服したときに得られるもので、無痛分娩では得られにくい可能性があります。わが国で無痛分娩の実施率が6％前後と低いのは、こうしたことを女性が自然と理解しているからかもしれません。「お腹を痛めて産んだ子」という言葉があることにも象徴されています。

　しかし、分娩の痛みに耐えかねて「もうお腹を切って出してください」といって帝王切開になるケースが近年増えているのも事実で、業界用語で「ギブアップカイザー」（カイザーは帝王切開のこと）といわれます。こうしたケースに対して、無痛分娩（硬膜外麻酔）を行えば、上記のKさんのようにギブアップせずに、帝王切開が回避できることが期待できます。女性の出産での達成感と幸福感を大切にし

つつ、必要な方には無痛分娩を行うという柔軟な運用が望まれます。

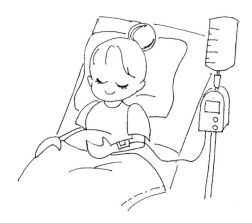

「やさしいねゆっくりなお産赤ちゃんに」

【遷延分娩】

「産声や母の涙の初日影」近代の代表的な俳人、水原秋櫻子(みずはらしゅうおうし)の句です。秋櫻子は何と産婦人科医でもあり、昭和大学の初代教授でした(すごすぎる)。この句は産声とともに母親の涙が初めての日の光に照れされる様子を描いています。新しい命の誕生と母親の感動が伝わってきます、きっといいお産だったんでしょう。

安産とはどのようなお産を指すのでしょうか。短時間で生まれるお産でしょうか。短時間で生まれて、しかも赤ちゃんに異常がなければ言うことはありません。しかし、早いお産は陣痛が強いので結構きつく、そして訳の分からないうちに生まれていた、なんてことも少なくありません。赤ちゃんも一気に押し出されるため、臍帯(さいたい)が牽引されて心音が低下することもあります。新生児仮死となるお産の多くは早い(早すぎる)お産です。「早いお産これほどこわいものはなし」、私が若い先生や助産師さんへ、分娩取り扱いの心得を説いた「いろはかるた」の「は」の項です。ちなみに「い」は「いきむのは排臨(はいりん)(頭が見えて)からだあわてるな」です。

安産とは、たとえ時間はかかっても、妊婦さんが陣痛を寄せては返す波のように、自然なものとして受け入れてリラックスし、赤ちゃんがかけたいだけ時間をかけながら、ゆっくり降りてくる、そのような出産を指すのではないかと思っています。

分娩時間が赤ちゃんに与える影響を、済生会新潟病院のデータでみ

てみましょう。表は単胎の初産婦さんを対象に、分娩所要時間ごとの胎児の状況を示したものです。やはり時間のかかった分娩ほど、特に最下段の分娩が進行せず帝王切開になった例では、胎児の体重が大きくなっているのは当然といえば当然です。注目すべきは、アプガースコアです。これは、出生1分後（5分後も）の新生児の心拍、呼吸、筋緊張、反射、皮膚色の5項目を各2点、合計10点満点で表すもので、8点以上が正常、3点以下は重症仮死とされます。アプガースコア3点以下の新生児仮死の頻度が、分娩10時間未満の早い分娩で0.69%と高く、以下分娩時間が長いほど、低い傾向となっていることが分かります。特に30時間以上の長丁場の分娩では、1例もありませんでした。分娩時間が長いほど、赤ちゃんは元気に生まれてきます。

　もう一つの指標に、臍帯動脈のpHがあります。胎児が子宮内で十分なガス交換ができなくなると、酸素が低下し二酸化炭素が増加します。酸素が少ないと乳酸が蓄積することと、増えた二酸化炭素とで血液は酸性に、すなわちpHが低下します。この値は早いお産と長引いたお産で、差はありませんでした。

分娩所要時間別にみた新生児の状態（初産・単胎）

	例数	平均児体重	Apgar≦3	臍帯動脈pH
＜10時間	3,610	2,966 g	0.69 %	7.31
＜20時間	2,506	3,077 g	0.36 %	7.31
＜30時間	866	3,113 g	0.35 %	7.30
≧30時間	524	3,158 g	0.00 %	7.30
進行停止帝切	802	3,299 g	0.25 %	7.31

ちなみに当院の 25 年間で、最も長い分娩時間は 92 時間 45 分でした。さすがに最後のところで陣痛促進剤は使いましたが、2,970g の元気な女の子が生まれました。会陰切開をすることもなく、出血量も 155g と少量でした。24 歳の初産婦さんで体力もあり、よく頑張ってくださいました。分娩第 2 期（子宮口が全開大してから生まれるまで）の最長は 47 時間 20 分で、こちらの方が先のトータル 92 時間より疲れたでしょうが、これも 3,400g の元気な女の子でした。

　長時間の分娩では、胎児がゆっくり下がってくるため、臍帯の牽引や圧迫が少ないのが、具合が悪くならない原因と思われます。もしかすると、赤ちゃんはゆっくり降りてくるのが好きなのかもしれません。もしお産が長引いても、ゆっくりとした分娩は赤ちゃんに優しく、赤ちゃんもそれを望んでいる、と考えて焦らないようにしましょう。

「巻いてない臍の緒ちょっとありがたい」

【臍帯巻絡】

　「ふるさとや臍の緒に泣く年の暮れ」という松尾芭蕉の句があります。久しぶりで故郷の生家に帰ってきた年の暮れ、大切に保存されていた自分の臍の緒を見て、今は亡き父母を偲び慈愛の情が込み上げて、懐旧の涙にくれたのです。このように臍の緒は、親と子の絆の象徴です。臍の緒は赤ちゃんの臍部から5cm程度残して切断されますが、生後10日前後で自然に取れます。これを乾燥させて桐の箱などに入れて大切に保管しているご家庭は、今でも多いと思います。

　胎児の首に臍の緒が巻いている、と聞くと「とんでもないことだ」と心配される方がおそらく多数だと思います。しかし、済生会新潟病院のデータでは単胎の出産19,817例中6,222例、31.4％にこうした「臍帯巻絡」がみられました。頚部に1回が、25.4％、2回が3.3％、3回以上が0.6％、手足などが2.1％でした。決してとんでもないことではなく、結構ありふれた現象であることが分かります。

　臍帯巻絡の有無が、出産にどういう影響を与えたかをみてみましょう。まず吸引・鉗子分娩や、帝王切開といった介入を要した割合をみると（予定の帝王切開を除く）、臍帯巻絡がなかった例の18.6％に対し、頚部に1回巻絡があった例で17.7％とむしろ低くなっていました。頚部に2回巻絡があると22.6％と増加しますが、それでも5％増程度です。さすがに頚部3回巻絡で、ようやく30.9％と高くなっていました。

次に臍帯巻絡の有無が、生まれた新生児の状態に与える影響をみます。新生児の状態の評価法としてよく用いられるアプガースコアが、臍帯巻絡の有無でどう影響を受けるかを調べました。アプガースコアとは新生児の心拍、呼吸、筋緊張、反射、皮膚色の5項目をそれぞれ0～2点、合計10点満点で評価するもので8点以上が正常とされます。アプガースコアが7点以下だった割合は、臍帯巻絡なしで2.1％、頚部1回で2.2％とほとんど差はありません。頚部2回で3.6％と高くなっていますが、頚部3回以上では逆に1.9％と低くなっていました。また胎児が苦しかったか否かを客観的に示す臍帯動脈のpH（苦しいと低酸素下で蓄積した乳酸と、増えた二酸化炭素により酸性になり数値が低下）も、臍帯巻絡の有無、回数でほとんど差がみられませんでした。

　なぜ臍帯巻絡があってもこのように胎児の状態に差がなかったのでしょうか？　三つの説明ができると思います。一つは、臍帯巻絡となるような臍帯は元々長い場合が多く、胎児の首に巻いていてもなお余裕があるからです。二つ目は、臍帯巻絡があって臍帯に余裕がない場合には、胎児に影響が出ないように陣痛が穏やかになり、分娩がゆっくり進行する場合が多いからです。三つ目は、もし臍帯巻絡で実際に胎児が苦しくなった場合は、分娩中の胎児心拍モニターで検知され、帝王切開等の処置がとれるからです。

　このように臍帯巻絡というのは「ない方がちょっぴりありがたい」というのが現場の感覚です。しかし冒頭でも述べた通り、とんでもないことと心配される方があまりにも多いために、エコーで臍帯巻絡を認めても妊婦さんにはお伝えせず、ない場合にのみ「臍の緒は首に巻いていませんね」と言う産婦人科医も多いと思います。こういうのを

「パターナリズム」（医師が患者さんに良かれと、父親のように全権的に決定すること）といい、現代医療では悪しきこととされています。しかし臍帯巻絡に関してだけは、産婦人科医の善意のおせっかいが許されてもいいのではないかと思います。

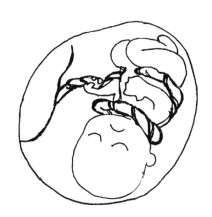

「健康を証明妊婦健診で」

【妊婦健診】

　以前奈良県で、腹痛の妊婦さんが、深夜に医療機関をたらい回し（？）にされ、死産したとされる事例がありました。テレビのワイドショーで、「医師の倫理にもとる」という趣旨で、これを取り上げていました。しかし、この妊婦さんは全く妊婦健診を受けておらず、「受診していない妊婦さんが悪いんじゃないか」とテリー伊藤氏がコメントすると、司会者が大慌てで CM に行ってました。妊婦さんを責めても、医者を責めなければ視聴率は稼げませんので仕方ないですが。

　このように妊婦健診を受けていないと、周産期死亡率（出産の前後の赤ちゃんの死亡）が約 6 倍と、50 年前の医療水準という大変なハイリスク出産となってしまいます。そもそも妊娠週数が不明であり、普通の内科でいえば、患者が 20 歳なのか 50 歳なのか分からずに診療するようなものです。

　妊婦健診には、妊娠した女性自身にとっても格好の、精度の高い「健康診断」になるという副効用もあります。病院で行う臨床検査には、「負荷試験」といわれるものがあります。これは、病気があっても通常の状態では表に現れない場合に、体に一定の刺激・負担をかけて、病気の症状を炙り出そうとするものです。例えば心電図を、トレッドミル（ベルトコンベアのようなもの）の上を歩きながら行うと、安静時には見られなかった狭心症の所見が、明瞭に現れる場合があります。糖尿病では、たとえ普段（空腹時）の血糖値は正常でも、糖水を飲ん

でから再度採血すると、ぐんと血糖値が上昇することから診断がなされます。

　妊娠というのは、お腹に4.5kg（胎児＋胎盤＋羊水）の巨大腫瘍が存在する状態であるだけでなく、体を循環する血液の量は普通の人の5割増しもあり、さらに胎盤から出される多量のステロイドホルモンも加わるという、生半可ではない負荷がかかった状態です。もし高血圧、糖尿病、心臓病、腎臓病などの、生活習慣病といわれるような病気が潜んでいれば、この妊娠という大きな負荷によって、たちまち炙り出されてくることになります。

　母子健康手帳を見れば分かるように、妊婦健診では血圧、尿蛋白・尿糖、浮腫の有無、体重を毎回検査するようになっています。例えば、妊娠中に血圧が高いと言われた方は、産後血圧が元に戻ったとしても、将来高血圧が発症してくる可能性があるといえます。これを機に、定期的に血圧をチェックしたり、塩分の摂りすぎに注意したりすれば、妊婦健診という「健康診断」を受けた甲斐があったというものです。

　逆に、妊娠・出産を通して、高血圧、尿蛋白、尿糖などの異常を全く指摘されなかった方は、ものすごく健康ということになります。普通の健康診断で「異常なし」と言われた場合よりも、高い精度で「異常なし」ということです。

　なお、妊娠中に（以前から申し込んでいた人間ドックなどで）通常の健康診断を受ける場合があります。この場合多くの方（妊婦さん）が異常とされる項目が二つありますので、付け加えておきます。それはコレステロール値（ほかに中性脂肪も）と、白血球数です。コレステロール値が280 mg/dl以下、白血球数では12,000/mm^{3}以下ならば、妊娠の影響と考えてよいでしょう。妊婦健診のとき、妊婦さんが

「あの〜、実は健康診断で…」と言い終わらないうちに、「コレステロールが高い、白血球が多いと言われたのでしょう」とマジシャンのように言う産婦人科医もいます。

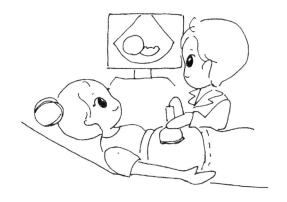

「VBAC経産婦には違いない」

【前回帝王切開の出産】

　車に乗るときシートベルトの着用は必須で、万一の事故の際に身体が車外へ飛び出すのを防ぎ、命が助かります。これと似た話が、産科にもあります。子宮破裂を起こした場合に、赤ちゃんが子宮内にとどまっていれば、助かる場合が多いのです。

　34歳のKさんは、2人目ですが前回の出産は帝王切開で、今回は自然分娩に臨んでいました。図のように、分娩中に突然胎児心音が徐脈となりました。胎盤早期剥離か子宮破裂を疑い、全身麻酔で超緊急帝王切開を行いました。開腹すると前回の子宮の帝王切開創が破裂し、そこから胎盤がはみ出していました。胎盤をよけてすぐ児を取り出し、小児科の先生の蘇生で元気に泣いてくれました。母体は出血が多めでしたが、子宮も温存でき無事でした。当院の25年間の20,355例で、子宮破裂を起こしたのはこの1例のみです。

子宮破裂となった瞬間の胎児心音

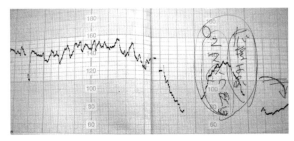

先輩の先生から、破裂した子宮から胎児が飛び出していて死産となったケース、破裂した子宮の創部に胎児の顔があり、胎児と目が合った（？）がすぐ取り出して助かった、などの経験談を伺いました。今回のケースと併せて、胎児が子宮内にとどまっていれば助かるようです。一般に子宮破裂を起こすと、母体の死亡率は1％未満、胎児の死亡率は2〜6％とされています。

　前回が帝王切開の次の出産で経腟分娩を試みることを、trial of labor after Cesareanの頭文字をとってTOLAC（トーラック）といい、その結果経腟分娩が成功した場合を、vaginal birth after CesareanからVBAC（ブイバック）といいます。TOLACを行う場合、前回の帝王切開の子宮の創部が、Kさんのように陣痛で破裂する危険性があることが問題です。

　近年、帝王切開率の上昇により、前回の出産が帝王切開であった妊婦さんの割合も年々増加し、当院でも1999年には8.4％だったのが、2023年には16.0％と倍増しています。前回帝王切開例の取り扱いは、産科学の中でも大きなテーマの一つです。

　この問題が難しいのは、子宮破裂が起こる確率は、前回が帝王切開でない場合の10倍とはいえ0.5％（200回に1回）程度で、自然に出産できる場合も多いことです。最初から全員帝王切開という方針でも良いのですが、稀に帝王切開による大出血や、血栓症などのリスクがあるため、その方が良いという証拠はありません。もし仮に子宮破裂の確率が30％もあれば、迷わず全例帝王切開で良いのでしょうが。

　済生会新潟病院では、条件が良くて、妊婦さんの希望がある場合には、経腟分娩の方針としており、前回帝王切開の方の23％がVBACしています。条件が良い方とは、①前回帝王切開の理由が、骨盤位な

どそのとき限りのもので、今回の出産に影響を与えない。もし骨盤が狭いという理由なら、今回の出産にも影響するわけです。②前回の手術後の経過が良好。発熱が続いたような場合、創部の治りが悪い可能性があります。③今回の出産近くになって子宮口が柔らかくなっており、胎児の頭が下がっている、です。

　VBACされた方の平均分娩所要時間は8時間31分で、下から産むのは初めてであるにもかかわらず、普通の初産婦よりかなり短く、経産婦に近くなっていました。条件の良い方を選んだということはありますが、やはり2回目の妊娠・出産には違いなく、体がそれ相応の変化をしているからだといえます。

　「帝王切開は何回までできますか」という質問に対し、「3回は大丈夫」というのが一般的な回答です。実際当院の25年間で3回目の帝王切開の方は364名、4回目の方も35名いて、もちろん全員帝王切開でしたが無事終了しています。しかしなんと7回帝王切開した方が1名おられました。7回目も癒着等も軽く、手術は普通に終了しました。子宮の強靭な回復力にひたすら感謝です。

「骨盤位飛行機に乗るようなもの」

【骨盤位分娩】

　「胎の子が逆さにねむる大暑かな」（中山純子）という俳句があります。身重の女性に夏の暑さは堪えるであろうが、胎児は順調に育っているようだ、という意味でしょうか。この句は、胎児は逆さ、すなわち頭を下にしているのが正しいという、産科の原則を踏まえています。反対に、胎児の頭が上にありお尻や足が下にある状態が、骨盤位（逆子）です。ドイツ語で骨盤は becken ですので、業界では「ベッケン」と呼んでいます。

　骨盤位は全分娩の 4～5% にみられるとされ、済生会新潟病院でも 19,817 例の単胎分娩中、828 例で 4.2% でした。頭が下の通常の分娩（頭位）では、赤ちゃんの中で一番大きな頭からゆっくり下がってきて、頭さえ出ればあとの体はするっと出ます。骨盤位分娩では、お尻から出たあとに最大の頭が最後に、しかも一気に出なければならず、その際に引っかかって、ダメージを受ける可能性があることが問題となります。また下にあるお尻や足のわきから、臍の緒が垂れ下がるリスクもあります。

　骨盤位の経腟分娩では、対象をしっかり吟味すれば（無理なものは帝王切開とする）、異常となるのは 1～2% 程度です。25 年ほど前までは、多くは経腟分娩でした。大学在籍時に、週末の産泊で小千谷病院の応援に入ったとき、「初産のベッケンがいるけどよろしく」と言い残して、その病院の先生は普通に出かけていきました。村上病院で

も骨盤位の経腟分娩をしたのですが、次に行ったときに「あのときの患者さんからです」と地元の銘酒の「〆張鶴」が残されていました。

　私自身は180回ほど経験していますが、ヒヤッとしたのが2回くらいです。しかし、児の安全性が強く求められる現代のお産では、骨盤位の大多数が無難な帝王切開となっています。ですが日本には、∞の形を描くように胎児を回旋させ、かつねじりつつ牽引する「横八の字法」という、優秀な逆子の娩出方法が普及している「文化」があります。100回に1、2回のために、98、9回の帝王切開をするのは、妊婦さんの体も考えると惜しい気もします。

　骨盤位を帝王切開するのと経腟分娩とするのは、車に乗るのと飛行機に乗ることの関係に似ていなくもありません。車よりも飛行機の方が安全なのはよく知られています。頭では分かっていても、万一事故だと即アウトなので、飛行機に乗る方が身構えてしまいます。帝王切開（車）は異常が起きても対応のしようがありますが、経腟分娩（飛行機）で頭が引っかかったら即アウトになりそうで心配ということです。

　こうした感覚的な理由に加え、帝王切開ならば予定で昼間行うので夜中に起こされることもなく、しかも診療報酬も経腟分娩よりも高いときていますから、医師にとっても帝王切開の方がありがたいといえます。済生会新潟病院でも先の828例の骨盤位で、経腟分娩したのはわずか51例、6.2％でした。しかし、2023年にも2例の経腟分娩があり、希望される方には常に対応しています。

　骨盤位で帝王切開を回避する方法は、ほかにもあります。外回転術です。これは妊娠36週頃に、妊婦さんのお腹の上から胎児を回転（通常前廻り）させて逆子を直す方法です（次ページ写真）。成功率は初

産婦で約50%、経産婦で約70%。米国産婦人科学会でも推奨されています。外回転術の際には、胎児にいつも「いいかい、ちゃんとお辞儀するんだよ」と言いきかせます。するとお尻を軽く持ち上げただけで、実に素直に頭を下にしてくれます。なにか胎児に気持ちが通じ、友達になれたように感じています。ただ、外回転術の診療報酬点数は800点、つまり料金はわずか8,000円なので、積極的に行おうとする先生は少ないのが現状です。

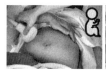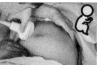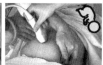

「エコー見るのに適してる8カ月」

【産科の超音波検査】

　以前『話を聞かない男、地図が読めない女』という本がベストセラーになりました。ジェンダー平等の現代、「不適切にもほどがある」(同名のドラマもありました)と、お叱りを受けそうですが、実際の本の題名ですのでお許しください。「♪男はいつも待たせるだけで　女はいつも待ちくたびれて」(松山千春「恋」)、「♪わがままは男の罪　それを許さないのは女の罪」(チューリップ「虹とスニーカーの頃」)など、昭和では男女の比較がしばしば描かれました。現代でも、男女で特性や趣味が異なる場合も多く、例えばフィギュアスケート(女子選手の試合でも)の観客の9割は女性といわれています。逆にクラシック音楽で、「日本でブルックナーをやったら、聴衆はすべて男性だった」と、パーヴォ・ヤルヴィという指揮者が言っていました。ショパンなどと異なり、ブルックナーは女性受けしないようです。

　外来の妊婦健診にも、夫同伴の方が増えています。しかし、エコーで赤ちゃんの顔をお見せしたとき、妊婦さんや一緒に来た上のお姉ちゃんなどは、「あ、顔だ」とすぐ分かって下さいますが、ご主人は「えっ、どれが？」となる場合が多々あります。男性は左脳型といわれ、地図などの「図」の認識は得意ですが、赤ちゃんの顔のような「絵」の理解は、右脳型である女性の方が得意なのかもしれません。そればかりか妊婦さんは、「顔が上の子に似ている」などと、深読みできる方さえいらっしゃいます。私たちは顔に異常がないかは診ますが、顔

の個性までは分かりません。

　そんな「絵」の苦手なご主人にアドバイス。もしエコーを1回くらいは見たいのであれば、妊娠8カ月すなわち28週から31週頃がおすすめです。この時期ですと、赤ちゃんの顔かたちもかなりくっきりしてきますし、赤ちゃんを包む羊水も多く、コントラストがはっきりして見えやすいです。あまり早期ですと、顔が宇宙人のようで、かわいいというより怖いという感じになります。逆に妊娠末期になりますと、頭が骨盤内に下がり、羊水も減ってきますので、ビジュアル的にはつまらなくなります（もちろん医学的には重要な内容が多いのですが）。

　産婦人科医は妊婦健診の際のエコーで、およそ次の五つの項目を診ています。一つ目は、胎児の向きと大きさです。ちゃんと頭が下である（逆子でない）ことを確認し、推定体重を計算して、週数相当に成長しているか診断します。二つ目は、胎児の形態異常の有無です。水頭症など頭の異常、心臓・肺など胸部の異常、腸や腎臓・膀胱など腹部の異常の有無などを観察します。三つ目は、胎児の元気さです。胎児の動き、呼吸をするような運動、羊水量（胎児の具合が悪いと、尿量が減って羊水が減少）や、臍の緒などを流れる血流の変化から、胎児の健康状態を確認します。四つ目に、胎盤の位置や臍の緒の付き方、臍帯巻絡、また子宮筋腫などが合併する場合は、それらも観察します。五つ目に、これは主に経腟のエコーになりますが、子宮頸管の長さが十分保たれ、早産の危険がないかどうか確認します。

　最近では4Dエコーも普及し、赤ちゃんの顔がかなりリアルに写せるようになりました。昔はVHSのビデオテープを皆さん持参され、録画していました。「チャングムの誓い」とラベルにあったのを、消

してあったテープもありましたが（笑）、現代はスマートフォンできれいに動画も撮れるようになりました。それで楽しまれても結構ですが、時間があればご主人もぜひ、妊娠8カ月頃に一度健診に同伴して、わが子のイメージを膨らませてください。

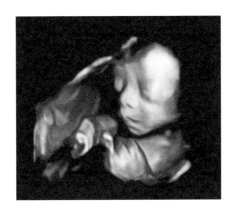

「帝切の方が産科医早上がり」

【帝王切開】

　手術室のナースから電話、「カイザーの患者さん、出してください」。これを受けた研修医、受話器を患者さんの耳に当てました。上級医「バカ、手術室の準備ができたから、患者さんを病棟から出してくれという意味だよ」。研修医は出す違いで、電話に出してしまったのでした…。本当にあった話です。

　カイザーというのは、業界用語で帝王切開のことですが、なぜ「帝王」なのでしょう。この手術が成立した16世紀、ラテン語でsectio caesarea（ともに切開の意味）と呼ばれていました。これがドイツに伝わったときcaesareaをカエサル、すなわち皇帝と誤訳されKaiserschnittとなり、日本にもKaiser＝帝王で入ってきたとの説が有力です。カエサル（シーザー）がこの手術で生まれたからではないようです。

　以前NHKの「あさイチ」という番組で、帝王切開にまつわる誤解、偏見のことが取り上げられていました。「陣痛がなくて楽でよかったね」「子どもは我慢強くないかもね」などなど。もちろん帝王切開が楽などということはなく、術中は血圧が乱高下して具合が悪く、術後も創痛、血栓症のリスクなど大変です。帝王切開も体を張った立派な出産です。なお、帝王切開でも赤ちゃんが出てくるという感覚はあり、産んだ実感もあると、自然分娩と両方を経験された方がおっしゃっていました。

帝王切開については、別の誤解もあるようです。「どうして帝王切開してくれなかったんですか」という抗議です。この発言には、帝王切開は大変で、医者がめんどうくさくて行わなかったという思い込みが前提になっています。お産が難産となって「帝王切開にしてください」と、産婦さんやご家族から懇願されたとき、「はいそうですか」と言って手術とすれば、産婦人科医にとって実はこんな楽なことはありません。

　帝王切開は、所要時間も30分程で済み、手術としての難易度もさほど高くなく、医師になって2〜3年で執刀できます（一方、腹腔鏡下子宮摘出術は10年程度を要する）。手術の危険性に関しても、「車を運転して交通事故を起こす確率以下」というのが現場の感覚です。産婦人科医の努力で手術時間が短くなったのをいいことに、保険点数が2万円も下げられてしまったことも以前ありました。

　先の難産の場合、帝王切開しなくても大丈夫と判断される場合には、多くの産婦人科医は「ちゃんと産めますから、もう少し頑張りましょう」と自然分娩をおすすめします。それには、その後延々何時間もお付き合いしていく覚悟と、いつでも確実かつ安全に赤ちゃんを出せる吸引・鉗子分娩等の技術の裏づけも必要になります。しかも、帝王切開するより下から生まれた方が診療報酬も安いのです。そこまでするのも、ただただ妊婦さんの体のことを思い、女性に不要な傷をつけたくないという一心からです。

　お腹に傷が残るのはもちろん、どんなに上手に手術しても、子宮の縫合部が陥凹して、そこからの出血に悩まされたり、次の妊娠がしにくくなる「帝王切開瘢痕症」なる状態も、近年注目されています。もちろんいくら安全性の高い手術といっても、安易に多数行われれば、

中には事故に至る事例もあり得る、ということも考慮しています。

　出産は不確実なもので、経膣分娩には成功したが、赤ちゃんの具合が悪かったということも当然あり得ます。しかし、こうした帝王切開の実情と、産婦人科医の苦労をご理解いただき、結果のみをとらえて「なぜ帝王切開をしてくれなかったのか」と医師が責められ、その結果診療が萎縮し、ますます帝王切開が増えるという悪循環が無くなることを願っています。

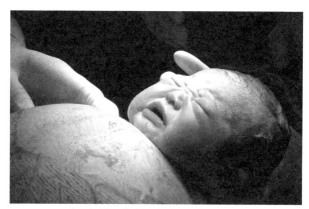

帝王切開で出生した瞬間の赤ちゃん。
しかめっ面は元気な証拠、唇の色も良い

「赤ちゃんの頭を守り出す鉗子」

【鉗子・吸引分娩】

　ドクターXなどの医療ドラマの手術の場面で、最もよく耳にする医療器具は「メッツェン」(メッツェンバウム：組織を切離する剪刀（はさみ))、次いで「コッヘル」でしょうか。正式にはコッヘル鉗子といい、図のように鋏のような形をしていますが、切るものではなく組織を把持したり牽引したりするものです。鉗子の「鉗」という漢字は訓読みで「くびかせ」(これが読めたら間違いなく漢検1級パスでしょう)で、これは昔の刑具で首にはめる鉄の輪のことだそうです。何だか怖いイメージの漢字ですね。

　コッヘル鉗子などの手術用鉗子とは別に、出産時に用いる産科鉗子というのもあります。図のように手術用鉗子よりもずっと大きく、左

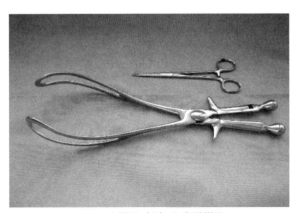

コッヘル鉗子（上）と産科鉗子

葉、右葉とよばれる2枚の金属からなります。ますます怖い器具のような感じがしますね。産科鉗子の先の方の窓状になっている部分はブレードと呼ばれ、これは赤ちゃんの頭に合うように彎曲しています。左葉、右葉を赤ちゃんの頭の左右に挿入してこれらを合致させると頭が包まれるように保護されます。産科鉗子は横から見ると母体の骨盤の形に沿った彎曲もしており、自然に産道の方向に牽引できるようになっています。強面ですが、赤ちゃんの頭を守りつつ、確実に生ませてくれる頼りになる器具です。

　産科鉗子と同じ目的に使われる器具に、吸引カップがあります。金属製のもののほか、最近はシリコーン製の「ソフトカップ」が多く使われますが、これはトイレ詰まりの吸引器にそっくりです。陰圧をかけて赤ちゃんの頭に装着して牽引します。鉗子も吸引も、子宮口が全開大後に、赤ちゃんの頭が下がってこなかったり、胎児心音が著しく低下した場合に、分娩を速やかに遂行するために行われます。鉗子分娩では器具が挿入される分、母体の産道の損傷に注意が必要ですが、赤ちゃんに対しては、吸引による血腫形成のリスクがなく、安全性が高いとされています。

　済生会新潟病院では、初産婦の7.7％、経産婦の2.2％、全体で5.2％の出産が吸引分娩か鉗子分娩で、うち3.6％は吸引、1.6％が鉗子でした。当院では、母体の骨盤に余裕はあるが胎児心音が悪く早く娩出したい場合には、比較的容易な吸引分娩、母体の骨盤が狭く強い牽引力が必要な場合は鉗子分娩と、両者の特徴を活かして使い分けています。吸引分娩で娩出できず、鉗子分娩に移行した例が20例ありましたが、鉗子分娩では全例で娩出できており、やはり鉗子は頼りになります。

　産科鉗子はそう頻繁に使うものではありませんが、これが使えると

いつでも赤ちゃんを出せるという心の余裕ができますので、自信をもってお産を見守れるようになります。結果的に介入の少ないお産になります。「弱い犬ほどよく吠える」の逆で、強い（技術がある）と泰然としていられるわけです。

　鉗子分娩は吸引分娩に比較して、会得するのに修練を要します。2人で面と向かって行う手術と異なり、鉗子のように1人で行う手技は教えにくいものです。しかし、先輩の先生方から継承したこの技術を、現代の若い先生の後ろから二人羽織のようにして伝えています。彼らが待てるお産を実践でき、かつ赤ちゃんが安全に生まれてくることを願って。

　私のよく使う「竹岡式」鉗子の持ち手の所には、「片手、座位牽引」という心得が記してあります。粗暴に牽引して胎児や母体を傷つけないよう戒めたものですが、達人は座ったまま片手で鉗子を扱い、ヒョイっと生ませることを示しています。この域に達することができるよう勉強は一生続きます。

「30週胎児はちょうど1,500」

【胎児の成長】

　赤ちゃんが生まれるとお母さんの胸に乗り、落ち着くと助産師が体重・身長を測ります。「3,500グラムです！」などと報告されると「おーっ、大きい！」。お腹の中にいるときの推定体重が大きいと、妊婦さんは嫌な顔をされますが、無事生まれてみると現金なもので、大きい方が嬉しくなります。予定日（妊娠40週）頃に生まれた赤ちゃんの体重が、平均3,100グラム余りなのはどなたもご存じでしょう。では妊娠の各週数での胎児の体重はどれくらいなのでしょうか？

　実はありがたいことに、胎児の体重はたいへん覚えやすくできています。ズバリ「妊娠30週での体重は1,500g」です。ともに30の倍数なので記憶しやすいです。余談ですが、その昔高校の地理で、ジャズ発祥の地として有名な米国のニューオーリンズの位置が、ともに30の倍数である北緯30度、西経90度と習ったことを思い出します。

　さらに「赤ちゃんは3週間で500g大きくなる」ことも覚えていただくと、妊娠33週で2,000g、妊娠36週で2,500g、妊娠39週で3,000gとすぐに弾き出せます。なお、30週から3週間戻った妊娠27週では1,000g、妊娠24週では500gです。妊婦健診で妊娠33週のときに2,200gと言われたら、ちょっと大きめだな、と分かります。

　さかのぼって妊娠初期の赤ちゃんをみてみますと、妊娠5週の超音波検査で、子宮の中に直径1cm前後の胎嚢と呼ばれる、丸ないし楕円で周囲が白く囲まれた構造が現れます。条件が良いと胎嚢の中に、

胎児の臍部につながり栄養を供給している、卵黄嚢というリングが確認できます。卵黄嚢には「エンジェル・リング」というおしゃれな別名もあります。妊娠6週になると、この卵黄嚢に接するように胎児が現れ、星が瞬くような心拍が確認できます。この時点では胎児は卵黄嚢よりも小さく、卵黄嚢を指輪とするとまるでダイヤのようです。6週前半の胎児は3〜4mmで、ダイヤなら0.2カラットくらいですが、6週末には6〜7mmと、1.0カラットの高級ダイヤに成長します。その後7、8、9、10週の各初めの胎児の大きさ（頭からお尻までの長さで頭殿長（CRL）といいます）は、ほぼ1.0cm、1.5cm、2.0cm、3.0cmと切れの良い数字となっています。

　私は妊娠9週の胎児が一番好きです。CRLが2cm余りで、ドラえもんのように頭と体が同じ大きさの2等身で、クマさんの人形のようにちょこんと手足がついていて愛らしいです。そして時々くねくねと動きます。産婦人科医をやっていて良かったと思える瞬間です。

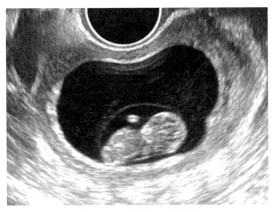

愛らしい妊娠9週の胎児

胎児の身長もまた、覚えやすい数字です。各妊娠月末の身長はその月数×5cm です。例えば妊娠 7 カ月末（27 週）では 35cm ですし、通常生まれる妊娠 10 カ月末では 50cm です。

　ところで、この身長 50cm の赤ちゃんの足のサイズをご存じでしょうか？　数名の赤ちゃんで実測したところ、約 7.5cm でした（赤ちゃんのソックスを縫う場合は、参考にしてください）。この 7.5 cm は、身長（50cm）の 6.6 分の 1 に相当しますが、面白いことに成人（私の場合身長 175cm、足サイズ 26.5cm）と同じ比率です。一方、足の表面積を考えると、私は足のサイズが赤ちゃんの 3.5 倍ですので、面積は 3.5 の 2 乗で 12 倍です。私の体重は 3kg の赤ちゃんの 24 倍もあるので、足への負担は赤ちゃんの方が半分です。近い将来初めて立つために、これだと都合が良いのかもしれません。

　「這えば立て、立てば歩めの親心」と申しますが、子育てにはこのように、初めてハイハイした！　立った！　歩いた！といった具合に、たくさんの楽しみが待っています。ちなみに、和光堂が募集した「子育て川柳」の入選作に、これをもじって「這えば立て、立てば寝てての親心」というのがありました。2 人目以降はこんな心境でしょうか。「2 人目は　ふと気がつくと　歩いてる」なんていうのもありました。

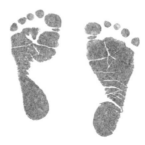

赤ちゃんの足型

「切らずとも赤ちゃんちゃんと生まれます」

【会陰切開】

　産婦人科医は、種々の興味本位の質問を受ける宿命にあります。筆頭は、「どうして産婦人科を選んだのですか？」でしょう。内科医が、どうして内科を選んだのかと質問されるよりは、はるかに頻度が高いと思われます。

　次に多い質問が「先生の奥さんのお産は、先生が立ち会ったのですか？」です。昔は自分の妻のお産は、大学病院の上司（准教授、講師など）に頼むのが一般的でしたが、最近の若い先生方は、自分でお産をとることが多いようです。

　私の場合は昔のことなので、大学の上司の先生にお願いしたのですが、2人目のときはこの先生が学会で不在だったので、自分で担当しました。生まれる直前に胎児心音が少し低下したため、早く生まれるよう会陰切開をしようとしました。すると助産師（実は妻の実母）が、「大丈夫だがね、まあ待てて（新潟弁）」と言ったので、思い留まりました。結局妻は無傷で出産し、子どもも元気でした。「あなたは私を切ろうとしたが、お母さんが守ってくれた」と今でも言われています。やはり自分の職業を自分のために使うのは、冷静さが欠けたりして難しいもののようです。教師が自分の子に教えるのは、案外うまくいかないようなものです。

　お産に医療が介入するようになって、お産の安全性は格段に向上しました。例えば妊産婦死亡率は、1955年には出産10万あたり161.7

もあったのが、1988年には9.2となり「万が一にもない」といわれました。さらに2022年には5.0まで著しく減少しています。赤ちゃんの死亡率も同じ期間で、出生1,000あたり43.9から3.3へと減少しています。

　しかしその一方で、医療側の都合を優先した医療技術の濫用が問題となり、過剰な介入に対する反省がなされているのも事実です。その最たるものが、「慣例的に会陰切開を行うこと」で、1996年にWHO（世界保健機関）から出された勧告でも「不適切な処置」とされています。

　私は会陰切開を行うのは少ない方で（上述のエピソードがトラウマになっているわけではありませんが）、初産婦さんでも30％弱です。もっとも残りの70％強のうち、全く切れない方は一部で、多くは生じた会陰裂傷を縫合することになります。しかし会陰切開をした場合より、自然に切れた裂傷の方がたいてい傷は浅いので、産後は楽だと思います。

　当院でも医師によって会陰切開施行率は、23％から61％までさまざまです。この会陰切開施行率と、重症新生児仮死（アプガースコア3点以下）の発生率を調べてみました（図）。両者に相関はなく、切開を多く行っている医師の方が、赤ちゃんの状態が良いというわけではありませんでした。

　こう書くと会陰切開は「悪」で、すぐ切開をする先生は、冷たい人みたいな印象を与えるかもしれません。しかし、実際はそう単純なものではありません。胎児の心音が相当低下した場合は、早く生まれるよう切開すべきです。またそうでなくても、切開することでお産の最終盤のきつい段階が短縮されますので、切開する方が優しいという見

方もできます。全員に切開を行うのは行き過ぎでしょうが、「何が何でもノー」も賢明ではありません。お産の前に、担当の先生と会陰切開についてもう一度よく話し合っておくことをおすすめします。

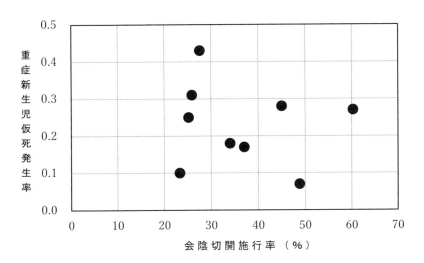

医師別の会陰切開施行率と、重症新生児仮死発生率の関係

「癒着する低い胎盤要注意」

【前置・癒着胎盤】

　卓球のラケットをじっくりご覧になったことはありますか？　木の板にゴムのラバーが貼ってありますが、その間に黄色いスポンジが挟まっています。胎盤の構造もこれに似ていて、板が子宮筋層で、ラバーが胎盤、そしてスポンジに相当する部分は脱落膜と呼ばれ、この部分が剥がれることで胎盤は娩出されます。

　胎盤は通常子宮の上〜中部に付着していますが、下部にあって子宮口を覆う場合があり、前置胎盤といいます。子宮の下部は脱落膜すなわちスポンジが薄く、胎盤が直接子宮筋層に接するかめり込むことがあり、癒着胎盤とよばれます。癒着胎盤では胎盤が剥がれにくく、出血が多くなり大変危険です。たとえ癒着胎盤でなくても、前置胎盤では付着する子宮下部の筋層も薄いので、収縮力が弱く出血が多くなります。

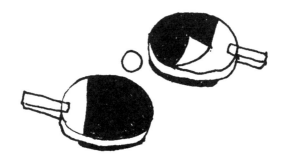

近年晩婚化などに伴い、体外受精による妊娠が増え、全出産の10％を超えるまでになりました。最近の体外受精は、一度胚を凍結して、女性ホルモン剤で子宮を調整しつつ移植する「凍結胚移植」が、妊娠率が高いため中心となっています。この場合に癒着胎盤が多いことが近年注目され、しかも前置胎盤でなくても発生するので、予測がつきにくいのです。女性ホルモンだけで調整した子宮（自然妊娠と違い、他の因子が関与しない）は、脱落膜（スポンジ）の形成が悪いのが理由とされています。この方法で妊娠された方は、分娩時の出血に注意する必要があります。

　癒着胎盤といえば思い出すのが、福島県立大野病院で帝王切開を受けた妊婦さんが死亡したケースに対し、担当の産婦人科医が業務上過失致死容疑で逮捕された、2006年の「大野事件」です。医療界を震撼させ、医療崩壊の引き金となったといわれています。このケースも前置癒着胎盤で、胎盤が子宮に食い込んで剥がれず、多量出血を呈しました。担当医はその際にクーパー（医療用の鋏）を用いて胎盤を剥がそうと努力したのですが、鑑定人が「ここでクーパーを使うのは一般的でない」と裁定しました。この鑑定人は専門が婦人科腫瘍で「専門外だがそれでもよければ」と引き受けたのですが、この鑑定を唯一の拠り所に、警察は担当医の逮捕に踏み切ったのでした。「人は見たいものだけを見、信じたいものだけを信じる」もので、社会心理学的に確証バイアスといいますが、警察はこれに陥ってしまったのかもしれません。

　この事件は、まるで火災現場で人を救出できなかった消防隊員を逮捕したようなものです。しかも隊員がとっさの判断で用いた道具を、何でそんな物を使ったと非難しています。医療に限らず、消防にせよ

警察にせよ、危険に立ち向かって国民の安全を守る仕事を、結果が思わしくないからと裁いていては、現場の萎縮を招き、結局国民の安全が脅かされることになります。

　この事件は幸い2008年に無罪判決が確定しました。判決の翌日には全ての全国紙が社説で取り上げていました。読売、産経はもとより、あの朝日新聞までもが、医師を逮捕・起訴したことに疑問を投げかけていました。唯一、毎日新聞だけは「県警が異例の強制捜査に踏み切ったのも、社会に渦巻く医療への不信を意識したればこそである」と警察を擁護していたのが異彩を放っていました。医療者と患者さん・家族は病気という「敵」に協同して立ち向かう「同志」であるはずですが、その仲をやっかみ引き裂こうとするマスコミもあるようです。

「命名のときは人生まだ前半」

【子どもの命名】

　「赤ちゃんの名前はもう決まりましたか？」。産婦人科医にとって、妊婦さんとお話する際の格好の話題です。命名は、「こう育ってほしい」という願いを込めた言葉や漢字で決める、という方が一番多いのではないでしょうか。また呼んだ音の響きを重視し、それに合う漢字等を選ぶというパターンもあるでしょう。祖父母や両親、上の子や、憧れの人の名前からとることも少なくないようです。もちろん画数を考慮される方もいます。私は長谷川功ですが、同じ長谷川さんが「司」と命名され、「功」と画数が同じなので、これでよいと確信したと言ってくださり、恐縮したこともありました。私のキャリアの中で、私の名から「功」と命名された方が1名だけおられました。

　最近感心した命名の一つが、女の子に付けられた「爽（さわ）」ちゃんです。もちろんさわやかの爽ですが、四つくらい×があっても大丈夫という意味もあるそうです。きっといい人生を歩んでいくことでしょう。「勘太郎（かんたろう）」君は、響きが良く、名字でなく名前で親しく呼んでもらえそうなところから。「桐子（とうこ）」ちゃんは、やはり女の子は「子」が付いた名前がよく、桐は丈夫な木で皆から大切にされているのにあやかったそうです。「真秀哉（まほや）」君は、真秀なりは源氏物語にも出て来る形容詞で、立派で完全であるという意味から命名。「麻結（あゆ）」ちゃんは、麻を1本1本結ぶように、いろいろな人たちと結び合っていける子になるように。「渓（けい）」

君は、パパが渓流釣りが好きなので。「岳（がく、たかし）」君なども、この手のアウトドア系の命名でしょう。

　一方、最近よく指摘されるマイペースというか、DQNな名前にお目にかかることもあります。大抵のスタッフは、やや苦笑しつつも「あ、それもいいですね」とか「オリジナリティがありますね」などと肯定してしまいます。しかし私は「これは止めた方がいいんじゃないか」と思える名前を言われたときは、「ご両親にもう一度相談してはどうですか」などと、婉曲的に否定の意を表します。もちろん、出生届がまだ提出されていないことを確認してですが。子どもの命名をする親の多くは20代か30代で、人生経験は必ずしも豊かとは言えない世代です。年長者の意見を聞いたり、古典を引用したりして、じっくりと命名を考えてみてもよいのではないでしょうか。

　2010年に、その年に当院で出生した赤ちゃんの名前を集計したことがあります。読み方別では、男の子の1位は「はると」くん、女の子の1位は「ゆい」ちゃんでした。集計していて感じたのは、男の子の名前より女の子の名前の方が、多種に分散していることでした。実際、同じ年の明治安田生命の全国調査でも、「はると」くんは1位で、2位以下も男の子の名前は、当院の結果と全国の結果が比較的似ており、女の子に比べれば種類が限定されていました。今の妊婦さん世代の名前は、女性の方が種類が限られており、男性より女性の名前の方がパソコン入力も楽です。現在は逆であり、女の子の命名はより頭を悩ますことになっているようです。

　大きな上のお子さんがいるご家庭でも、命名はややこしいことになります。上の子が命名に関していろいろ意見を言うのです。10年ぶりで3人目の赤ちゃんを出産した方が「大樹」と命名したら、中学生に

なる長男から反対されたそうです。長男曰く「友達に同じ名前のやつがいて、しかもそいつアホだから」。お母さんは思いました「お前もよそ様に同じことを言われているよ、きっと」。

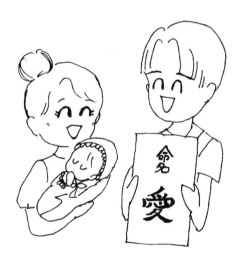

「ミドワイフ妊婦と共に助産師さん」

【助産師さん】

　産科病棟で、安定感のある美しい赤ちゃんの抱き方をしている女性を見かけたら、それが助産師さんです（写真1）。お産では「はーい、元気な男の子ですよ！」と、取り上げた赤ちゃんを産婦さんの胸の上に乗せてくれ（写真2）、産後は「赤ちゃんはこう抱いて、深くおっぱいを含ませてね」と、授乳・育児をサポートしてくれます（写真3）。写真3は、準夜勤務のS助産師を、何の準備もなく撮ったものです。新潟日報のプロカメラマンが撮ったことを差し引いても、仕事中の助産師がいかに高潔で慈愛に溢れているかを物語る1枚です。

　産婦人科医になりたての頃、郷里・山梨の母に「お産は助産婦さん、帝王切開は外科の先生がやってくれるずら（山梨の方言で、やってくれるのでしょうの意）」とよく言われました。自分の息子が人さまのお産を扱ったり、まして帝王切開をすることが信じられないという母心ですが（じゃあ私は何をするのでしょう？）、素人の母なりに助産師の重要性はよく言い当てています。

　以前は「助産婦」と呼ばれていましたが、2002年の「保健師助産師看護師法」（保助看法）の改正により「助産師」に改められました。この助産婦という言葉は、〝助産・婦〟すなわち「助産をする婦人」という意味と、〝助・産婦〟すなわち「産婦を助ける（人）」という2通りに解釈できます。前者の意味ですと助産・婦から助産・師への変更は妥当といえます。しかし、後者の「産婦を助ける人」という意味に解

釈した場合、助・産師ではおかしいことになります。こうしたこともあり、助産婦という言葉の方にいまだ親しみを持つという方も多いようです。もっとも婦から師になったとはいえ、保助看法の第3条には、「助産師とは、厚生労働大臣の許可を受けて、助産又は妊婦、褥婦若しくは新生児の保健指導を行うことを業とする女子をいう」と規定されています。ジェンダー平等が謳われる昨今にあって、男性に門戸が開放されないほとんど唯一の職業です。ちなみに歯科衛生士も男性が少ない職業として有名ですが、0.4％程度はいるようです。

　助産師を目指す看護学生さんは、実習で「継続ケース」といわれる妊婦さんを1～2名担当します。毎回の妊婦健診から、出産はもちろん産後の授乳・育児までお手伝いし、この間密に連絡を取り合って、妊婦さんのよき話し相手、相談相手にもなります。学生実習というと練習台にされるイメージがありますが、この「継続ケース」は妊婦さんにとってもメリットが大きく、頼んでつけてもらってもいいくらいです。

　学生さんのおかげで助かった経験もあります。妊娠末期で出血した妊婦さんが、たいしたことはないと様子をみていたとき、担当の学生さんから定期便の電話がありました。学生さんは症状を聞き「すぐ病院へ行ってください」と指示しました。結果は胎盤早期剥離でした。これは本書59ページ「早剥を頭の隅に置いておく」でも述べたような恐ろしい事態ですが、幸い発見が早かったので、緊急帝王切開により母子ともに無事でした。もちろん学生さんがついてなくても、妊娠中に変化があったら遠慮なく病院に連絡してくださいね。

　英語では助産師のことを midwife といい、14世紀の古くからある言葉だそうです。語源的には with woman の意味です。女性（妊婦

さん）と共にいてくれる助産師は、本当に頼れる存在です。日本では古くは産婆と呼ばれていました。江戸時代に大名行列を横切ると、無礼討ちにされたなんて時代劇によく出てきます。しかし飛脚と産婆だけは特別で、横切ってもお咎めなしだったそうです。大名である殿様も、新しい命を取り上げ、母子を守る産婆（助産師）をとても大切にしてくれたのですね。

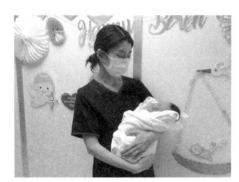

写真1

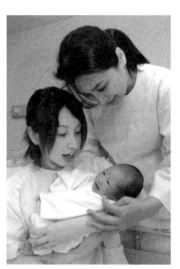

写真3

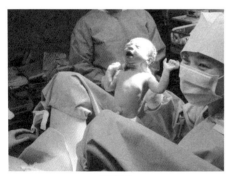

写真2

「出血がなくて胎動あれば良し」

【胎動】

「『ぎゃあっ』私は思わず叫んだ。店内が一瞬静まりかえる。客がいっせいに私を見る。どうかしたかと夫が必死の形相で訊き、どうしましたと茶髪にピアスの店員が訊き、どうしたって？ゴキブリでも入ってたとか？、やだ、うそ、などと、客のざわつく声がゆっくり聞こえてきた。『いやあの、あの、あの』私は言った。『今、ごぼぼぼぼって、赤ん坊が動いた』。『えええっ』夫が叫ぶ。『まじっすか』なぜか茶髪店員も叫ぶ。恥ずかしくなってうつむいた私の耳に雨の音が聞こえた。顔を上げるとそれは雨ではなくて店内にいる人々の拍手だった」。角田光代さんの小説『予定日はジミー・ペイジ』の一節です。胎動（初覚）をこんなにおしゃれに描いた例をほかに知りません。妊婦さんにとって胎動は幸せなもの、かつ胎児の元気さを知る重要なものです。なお本の帯に、「念のためですが、私自身は出産しておりませんので、どうぞ、お祝いは送らないでくださいまし。」とありました。出産してなくてもここまで書ける作家の先生は本当にすごいです。

「お産が近くなると赤ちゃんが動かなくなる」。産科に関する誤った都市伝説の最たるもので、しかもかなり広く流布しているので困ります。「お腹が尖っていたら男の子」のような、たわいのない言い伝えなら罪はないのですが。確かに妊娠末期になると胎児の頭が骨盤内に固定されるので、胎動の大きさは多少弱まる傾向はあります。しかし動く回数としては減ることはないことを、再確認していただきたいと

思います。

　お腹の中にいる出産予定日1カ月前の胎児と、出生して1カ月後の新生児、どちらが安全な状態にいると思われますか？　お母さんのお腹の中で保護されているから、胎児の方でしょうか？　いいえ、胎児の方が圧倒的に危険なのです。胎児は臍の緒（臍帯）という1本の命綱と、その先にある胎盤により養われています。臍帯や胎盤のトラブルで、とたんに危険な状態になり得ます。

　一般に、妊娠満期の妊娠の約700例に1例の割合で胎児死亡が起こるといわれています。済生会新潟病院の統計でも、妊娠36週に至った妊娠19,463例中、21例で死産となっており、頻度は927分の1でした。21例中8例が胎盤早期剥離、3例が胎児異常、3例が分娩中の死亡（分娩が超急速に進行した）、7例は妊娠中の子宮内胎児死亡で、原因は臍帯のトラブルが主と考えられます。

　生まれた赤ちゃんの場合、重症な心疾患などの先天異常がなければ、乳児突然死症候群などの発生頻度は6,000分の1ですので、不慮の事故などに注意すれば、胎児より遥かに安全といえます。

　自宅で、胎動が良いかどうかを知る目安として「テン・カウント・タイム」があります（妊娠30週以降で有効）。時間を決めて横になり、胎動を数えていきます。1回、2回と指を折って胎動を数え、10回動いたら終了で、その所要時間がテン・カウント・タイムです。1時間に何回動いたかを数えてもよいのですが、これだと必ずテストに1時間かかります。テン・カウント・タイムは、ふつう15〜30分なので、早く終わるわけです。当然時間が短いほど良いことになります。60分以上かかった場合は、病院に連絡するよう当院では呼びかけています。最近はモバイルの分娩監視装置もあり、自宅で記録し病院で観察でき

るようになってきています。

　万一胎児が、子宮内で具合が悪くなりつつある場合には胎動が減少しますので、胎動にはいつも注意を払っていただきたいと思います。生まれた赤ちゃんがよちよち歩きするときも、危なくないか注意するのと同じことです。また胎児死亡の重大な原因である胎盤早期剥離では、たいてい出血を伴い、もちろん胎動も減弱します。従って逆に、「出血がなくて胎動があれば」胎児は元気だと、ごく稀な例外を除いて言ってよいと思います。

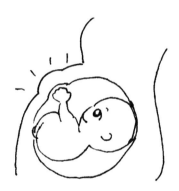

「英断を少子対策待ったなし」

【日本の少子化問題】

　2023年の日本の出生数は72万7,277人で、前年よりも4万3,482人も減少し、第2次ベビーブームといわれた1973年の209万2,000人の約35％となっています。2024年には70万を切るとも予想されています。止まらない日本の少子化は、内需の縮小、人手不足等に伴う経済活動の衰退や、社会保障の破綻につながる大きな社会問題です。

　私たち産婦人科医が少子化を憂えることは、その主張が社会の利益であるのみならず、自分たちの利益にも合致している点である意味健全です。ちょうど自動車保険の会社が「交通事故に気を付けましょう」というのが好感をもって迎えられるのと同じです。交通事故が減れば保険金の支払いが減るわけです。一方、JTが「たばこの吸いすぎに注意しましょう」というのは、何か胡散臭さがあります。

　少子化問題の本質は、若い人たちの未婚化、晩婚化に帰せられます。1980年には30〜34歳の女性の未婚率は9.1％でしたが、2020年には38.5％まで上昇しています。35〜39歳の女性でも5.5％から26.2％に上昇しています。妊娠が難しくなるこの年代で4人に1人以上が未婚ということです。一方、夫婦の子ども数を示す「完結出生時数」は2021年でも1.90に踏みとどまっており、結婚した夫婦は2人近い子ども産んでいます。

　若い人が結婚や出産に踏み切らない理由として、非正規雇用の拡大などによる経済的問題がまず挙げられます。政府の少子化対策も子育

てに関するものが多く、「飛行機に乗れないのに機内サービスを充実させている」と揶揄されます。若者の雇用を安定させることが第一義であるべきですが、こうした政策目標は企業、教育、労働市場などさまざまな分野での総合的対策を必要とし、何が実績となるか分かりにくいため、政治家は分かりやすい「児童手当の拡充」などに走ってしまうと指摘されています（筒井淳也著『未婚と少子化』）。家を建てるのにローンがなければ、定年間際まで持てません。妊娠もお金が貯まってから取り組んだのでは40歳近くになってしまいます。結婚、出産したカップルへの「異次元の」補助金支給など、政府の英断に期待します。

　こうした経済的理由だけでなく、子どもひいては孫をもつというヒトのDNAに刻み込まれているはずの幸福感が、若者に十分理解されていないことも大きいと思います。結婚するとさまざまな点で不自由になりますし、まして子どもができればなおさらです。親にパラサイトして衣食住に不足はなく、インターネットや趣味などでそこそこの楽しさを享受している若者が、結婚や赤ちゃんを望まないのも当然かもしれません。

　しかし本当に価値のあるもの、真の幸せは、すぐ手の届く所でなく若干の苦難・努力の先にあるのは世の習いです。苦労はあっても子どものいる幸せを、若い方々にもっとアピールすべきでしょう。その意味では、済生会新潟病院の助産師が近隣の中学校で行っている、出産や赤ちゃんに関する「命の授業」などは10年後に効いてくる着実な策かもしれません。

　米国の歌手、ホイットニー・ヒューストンの「恋するまなざし」（邦題）という名曲に、If you say my eyes are beautiful, it's because they're looking at you. という一節があります。私の目が美しいのはあなたを見つめているから、あなたが素晴らしいからだといいます。目が美しいといえば、なんといっても赤ちゃんですよね。「恋するまなざし」の論理でいけば、赤ちゃんの目が美しいのは赤ちゃんの視線の先にある人、すなわちおっぱいをあげるお母さんや赤ちゃんをあやす私たちが素晴らしいからということになります。私たちを善人にしてしまう不思議な力がある赤ちゃんを、多くの若い人に抱っこしてもらいたいものです。

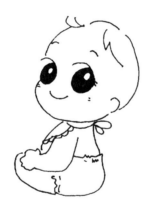

「1人産むよりも双子は短時間」

【双胎の分娩】

　「おお深し、おてさい闇、うぉー」(おお深いなあ、お体裁ばっか言ってると闇だな、うぉー)。高校の地学の先生が教えてくれた、黄道12星座の覚え方です。深しの「ふ」が双子座で（「か」はかに座、「し」はしし座）、ラテン語でジェミニ（gemini）といいます。以前いすゞのジェミニという車があり、「街の遊撃手」という名コピーで一世を風靡しましたが、開発したいすゞとGMのパートナーシップを双子に例えて命名したそうです。

　閑話休題、双子の出産のお話です。双子のお産は、帝王切開になる場合も多いのですが、1人目が頭位（頭が下）でその他の条件が良ければ、自然分娩も十分可能です。面白いことに初産の場合、双子の出産は、普通の単胎の出産よりも分娩時間が短くて済むのです（図1）。初産の分娩では、子宮口が開大するのに多くの時間を要しますが、双子では子宮口が開きやすいことが要因で、産科の中でも代表的なパラドックス（逆説）です。双胎の出産の出血は、単胎よりも当然多くなります。しかし、自然分娩ではその差は比較的小さいのに対し、帝王切開すると出血量が著明に多くなります（図2）。ですから条件が良ければ、自然分娩も考慮してよいでしょう。

　双胎の出産で、2人の赤ちゃんは何分違いで生まれてくるのでしょうか。帝王切開の場合は、子宮の切開創から1人目を取り出して臍の緒を切って助産師に渡し、すぐ2人目を取り出すので、たいてい

1分違いになります。経腟分娩では（当院では538例の双胎のうち152例が経腟分娩でした）、最短2分から最長207分で、中央値は11分、全体の81％は20分以内でした。出生日が1日異なる双子が、2組ありました。1組目は、23：17に第1子が頭位で生まれたあと、第2子は骨盤位なのに陣痛が来ず、翌日の0：32に帝王切開になりました。2組目も22：23に第1子が生まれたあと、陣痛が来ませんが、第2子も頭位なので促進剤を用い、翌日の1：50に生まれました。上記の207分のケースです。

　双子のお産には、ドラマチックな印象深いものが少なくありません。今でも信じられないのが、双胎なのに体重が4,014gもあった赤ちゃんです。25歳の華奢な初産婦さんが、双子としては遅めの38週6日に帝王切開で産んだのは、第1子が2,668ｇの女の子、そして第2子は4,014ｇの男の子でした。両児の体重の合計のトップは7,325gで、これも驚きの41歳の初産婦さんでした。538組の双胎の1,076人の赤ちゃんの平均体重は2,448ｇでした。

　もう一つ忘れられないのが、大学在籍時に経験した、1人の子が身を呈してもう1人の子を救った1卵性双胎のケースです。この双子は第1児は正常でしたが、第2児が致死的異常を持っていました。1卵性双胎の多くは胎盤が一つで、そこから臍の緒が2本出て両児に行きますが、胎盤の表面に2本の臍の緒の間を連結する血管が存在します。このため、妊娠・出産中に一方の児の心臓が止まりそうになり血圧が下がると、他方の児がこれを助けようと、連結する血管を通して血液を供給して、自分も失血してしまう危険性があります。

　この第2児は妊娠中からお産の最後まで頑張って心臓を動かし続けました。それによって帝王切開が不要となり、お母さんを傷つけさ

せることもありませんでした。そして第1児が無事生まれた直後に、短い命を閉じたのでした。兄と母に尽くすようにして逝った小さな命は、今でも2人を見守っていることでしょう。冬も本番になると、ポルックス、カストルの二つの明るい星を持つ、ふたご座が天頂高く輝きます。

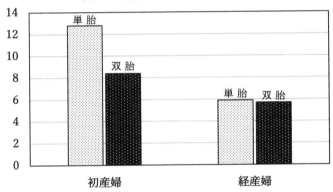

図1．単胎と双胎の分娩所要時間

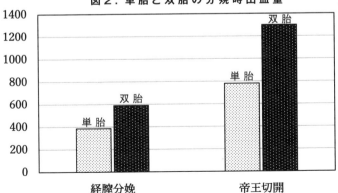

図2．単胎と双胎の分娩時出血量

「もうひとり産んで娘の母になり」

【赤ちゃんの性別】

　お腹の赤ちゃんが「男の子、それとも女の子？」、考えただけでワクワクします。「お腹が尖っていたり、顔つきがキツくなったら男の子」「つわりが強い場合は女の子」等々、昔から皆さんいろいろ言っては楽しんできたようです。約8割の妊婦さんは、赤ちゃんの性別を尋ねられます。「主人は訊くなと言ったんですけど、内緒で教えて」いう方もいます。でも絶対その日のうちに喋ってしまっているのでしょうね。

　男の子と女の子の生まれる比率は1対1ではなく、やや男の子の方が多いことをご存じでしょうか。男の子の出生数を女の子のそれで割った値を出生性比といい、通常約1.05とされています。すなわち女の子が100人生まれる間に、男の子は105人生まれることになります。済生会新潟病院の25年間の20,893人の赤ちゃんの性別は男の子10,810人、女の子10,083人で、出生性比は1.07でした。

　性別を決定する性染色体X, Yのうち、卵子は全てX染色体を持ちますが、精子にはX染色体のものと、Y染色体のものがあります。生物学的には、男児になるY精子の方が軽くて運動が活発なため、男児の方が多いとされています。また社会科学的にも、男児は乳児死亡率が高く、成人後も種々の病気の罹患率が高く、不慮の事故も多いので、多めであると説明されます。

　このように出生時は男性の方が多いのですが、ご存じの通り高齢に

なるほど女性が多くなります。わが国の年齢別性比をみますと、出生時に先のとおり 1.05 だったのが、平均結婚年齢である 30 歳では 1.04 でまだ男性の方が多く、男性があぶれることになります。58 歳で 1.00 すなわち男女が同数となり、以降は女性の方が多くなります。88 歳では 0.50 と女性の方が 2 倍であり、97 歳では 0.20 で女性が 5 倍となります。

　出生性比は出生順位すなわち、1 人目、2 人目、3 人目で異なるのでしょうか。済生会新潟病院のデータでは、1 人目の子の性比は 1.07 と普通でしたが、2 人目では 1.08 と随分男の子が多くなっていました。よく子どもの構成は「一姫二太郎」がいいといわれます。これは最初に育てやすい女の子を産み、子育てに慣れたら次は男の子を産む順がいい、という意味です。このデータではまさに「二太郎」状態でした。さらに注目すべきは、3 人目は 0.98、4 人目以降も 0.99 と逆に女の子が多いことです。

　こうした出生順位別の性比の公式な大規模データは少ないのですが、愛媛県が発表していました。同県で 1 年間に生まれた 11,528 名のデータでは、出生性比は第 1 子 1.07、第 2 子 1.06、第 3 子 1.01、第 4 子 1.03 とやはり第 3 子は（第 4 子も）低率、すなわち女の子が比較的多く生まれていました。

　済生会新潟病院で 3 人目の出産をされた方の、上の子 2 人の性別を調べてみました。「男 - 男」「男 - 女」「女 - 男」「女 - 女」の 4 通りですが、この四つの比率は、男の子の方が多い出生性比を考慮すると約 26％、25％、25％、24％となるはずです。ところが実際の比率は、それぞれ 32％、19％、25％、24％で、「男 - 男」が理論値よりも多く、「男 - 女」は少なくなっていました。すなわち 1 人目が男の子で 2 人

目に女の子を産んだ方は、それに満足して「終了」としているのに対して、男の子2人の方は（おそらく女の子を求めて）積極的に第3子にトライしている様子がうかがわれます。男の子2人をもつお母さん、このように皆さんも積極的にチャレンジしておられますし、実際3人目は女の子の確率がやや高くなりますので、ぜひもう1人産んで娘の母になりましょう。

　出生性比に関しては、もう一つ面白いデータがあります。図は出生月別にみた出生性比です。12月から2月の冬に高値すなわち男の子の割合が高く、8月から10月の初秋に低値すなわち女の子が多くなっています。しかも驚くべきは、月による凸凹がなく、連続的に推移していることです。これによると、女の子をご希望の方は、8月から10月の出産となるために、11月から1月に「仕込む」のがよいことになります。

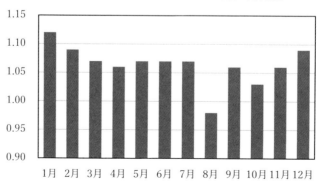

出産月別の出生性比（済生会新潟病院）

「先生は麻酔小児科大切だ」

【麻酔科医、小児科医】

　帝王切開中の会話―麻酔科医「元気な女の子だね。おめでとうございます。名前はもう考えてあるの？」。妊婦さん「かおりです。主人が前から決めていました」。麻酔科医「前から決めていた？　それって昔の女の名前じゃないよね？」。スタッフ一同「(・_・;)」。妊婦さん「いいえ、昔の女はゆうこです」。妊婦さんの一本勝ち。

　妊娠・出産では、産婦人科以外の診療科の医師にお世話になる場合があります。特に重要なのは、麻酔科と小児科です。済生会新潟病院の場合、帝王切開の麻酔は、全て麻酔科専門医が行います。帝王切開では通常、脊髄を包む硬膜＋くも膜の内側に少量の局所麻酔薬を注入する「脊椎麻酔」が行われます。これを受ける場合、おへそを見てエビのように丸くなると、背骨の間隔が拡がって施行が容易になります（当院の先生は上手なので、エビでなくても大丈夫です）。以前、とてもきれいな体勢をとってくれた妊婦さんがいて、麻酔科の先生が褒めていましたが、脊椎外科の看護師さんでした。さすがです。

　脊椎麻酔の直後には、血管が拡張して血圧が急激に下がり（特にお腹の大きい妊婦さんは著明）、また胎児が出たあとは、急に心臓に戻る血液が増えるなど循環動態の急変が起こるので、麻酔科の先生に管理してもらえると安心です。さらに麻酔科の先生は、硬膜の手前の間隙に局所麻酔薬を注入する「硬膜外麻酔」も行ってくれます。硬膜外麻酔では、麻酔効果は腹部のみに限定され、チューブを留置してそこ

から麻酔薬を持続注入できるため、術後の傷の痛みもなく早く歩け、授乳や赤ちゃんの世話に入れます。最近増えてきた無痛分娩も、この硬膜外麻酔によるものですが、誤って脊椎麻酔となって呼吸抑制が起こったり、穿刺(せんし)部位に血腫ができることが稀にあり、麻酔科医に行ってもらうのが原則です。

最近では全出産の 30％ 近くが帝王切開であり、多くの妊婦さんが麻酔科の先生のお世話になっています。帝王切開中、産婦人科医は手術に集中し、赤ちゃんを取り上げておきながら、その子が男か女かも見ていないくらいです。一方、麻酔科医は、妊婦さんの頭のすぐそばに立っており、先のような会話や、赤ちゃんのこと、旦那さんのこと、ローカルな話題などで妊婦さんと話が盛り上がっています。麻酔が良く効いて「楽だった」だけでなく、麻酔の先生が面白くて「楽しかっ

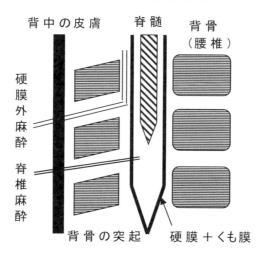

脊椎麻酔と硬膜外麻酔

た」という感想をよく耳にします。

　一方、小児科医にお世話になるのは、当院では赤ちゃん全体の8.5％です。生後3〜5日目頃の新生児黄疸が最多で、以下早産などで低出生体重だったケース、出生後に呼吸が安定しない場合、低血糖症と続きます。これらの赤ちゃんに対して小児科医は、保育器での酸素投与や呼吸補助、点滴や経鼻胃管による栄養補給、黄疸に対する光線療法などを行ってくれます。こうした赤ちゃんこそ母乳の意義が大きく、お母さんは一生懸命母乳を搾って届けるように言われます。

　このような異常がなくとも、全員の赤ちゃんは入院中に小児科医の診察を受けていますし、1カ月健診などもあり、100％お世話になっています。さらに最近はプレネイタル・ビジット（出生前小児保健指導）といって、妊娠中に小児科医と接触し、育児の心構え・イメージ作り、母乳育児や離乳食など栄養指導、赤ちゃんの一般的なよくある症状の説明、予防接種や乳児健診の情報を提供してもらうこともよく行われています。

　妊婦さんに一本取られた先ほどの麻酔科の先生は、翌日の帝王切開で男の子が生まれたとき、「かわいい子だね。だけどすぐ『このクソババア』なんて言うようになるよ」と憎まれ口を叩いていました。

「スリムならしっかり食べてくださいね」

【成人病胎児起源説】

　「小さく産んで大きく育てる」といいます。また「大きく生まれた子は育てやすい」とも申します。「いったいどっちなんですか」と叱られそうですが、正しいのは後者です。出生後に、赤ちゃんがぐんぐん大きくなると嬉しいように、胎児も大きく育っているのは、胎児自身や胎盤の機能が健全な証拠で、喜ぶべきことです。生まれたあとも、大きな子は力強くおっぱいを吸ってくれるので、母乳が良く出ます。そしていっぱい飲んでは満足してよく眠るという好循環となり、育てやすいです。

　出産では、胎児が大きいと時間がかかる傾向はありますが、本書92ページ「やさしいねゆっくりなお産赤ちゃんに」の項で述べたように、その方が赤ちゃんは元気に生まれてきます。「小さく産んで大きく育てる」の方は、小規模で始めてあとから成長させるという、企業経営の心得としては真なりです。

　医学的に「胎児発育制限」とは、同じ時期の胎児100人を小さい順に並べて、前から6〜7番目以内（平均 − 1.5 ×標準偏差）を指し、具体的には妊娠37週では平均が2,680gのところ2,210g以下、妊娠40週（予定日）では平均が3,130gのところ2,570g以下が該当します。

　こうした週数に比して体重の小さい子ほど、将来メタボリック症候群（内臓型肥満、高血圧、糖尿病、高脂血症）になりやすいという、英国のBakerらの「成人病胎児起源説」が近年注目されています。

子宮内で胎児が低栄養に晒されると、この飢餓に適応しようと、体内の代謝システムを「倹約型」にシフトさせます。この状態は出生後も持続するので、体外で十分な栄養が与えられると過適応となり、肥満から成人病へつながると考えられています。この場合、人工乳のみで育てると、肥満に拍車がかかる可能性もあり、低体重児こそできるだけ母乳で育てたいものです。授乳によって、お母さんもメタボリック症候群になりにくくなり、母乳は母子双方にとって有益です。

　わが国においては、1980年代より出生児の体重の減少が指摘されています。図は済生会新潟病院において正期産（妊娠37週～41週）で生まれた赤ちゃんの出生時体重の最近25年間の推移を示したものです。2008年までは著明に右肩下がりであり、1999年から10年間で70g以上も減少しました。最近は指導を見直したこともあり、やや歯止めがかかっています。

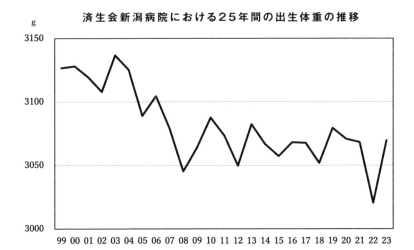

赤ちゃんの体重が減少している大きな原因は、お母さんが痩せた状態での妊娠の増加です。これまで妊娠中は、太りすぎが問題視されてきましたが、特にBMIが18.5未満の痩せた女性では、妊娠中に最低9kgは体重が増加することが、赤ちゃんの発育のために必要です。BMIとはbody mass indexの略で、体重（kg）÷身長（m）÷身長（m）で計算し、18.5〜25.0が標準とされています。BMI 18.5とは、身長155cmで体重45kg、160cmで48kgに相当します。

　そもそも痩せすぎていると、妊娠しにくいことも問題です。種々の栄養素の不足で卵巣の機能が低下しますし、自身の維持だけでアップアップで、とても子孫を残す余裕がないので、排卵の指令も低下します。最も妊娠しやすいのは、BMI 20〜24といわれています。これから妊活を考えておられる方は、ぜひこの体重を目指しましょう。

　ヨーロッパ諸国では、痩せすぎのモデルの活動を禁止する法律もあり、スペインではBMI 18未満、イタリアでも18.5未満では、ファッションショーなどに出演できません。こうした規制は、モデル自身の健康を守るのはもちろん、その影響を受けやすい若い女性の痩身願望や、拒食症を防ぐ点でも、大変意義あるものといえます。

「京都など日本中から里帰り」

【里帰り出産】

　自分に息子と娘がいて、それぞれに子どもすなわち孫がいる場合、息子の孫より娘の孫の方がかわいい、という話を聞いたことがあります（もちろん孫は総じてかわいく、異論もあるでしょうが）。やはり娘は出産や子どもが絡んでくると、実家とのコンタクトが強くなります。対して息子ではお嫁さんやその実家に遠慮もあり、孫とのふれあいが娘の孫よりは薄くなるのがその理由かもしれません。

　産婦人科の診察室に、患者さんと一緒にお母さんとおぼしき方が入って来て、一緒に説明を聞きたいと言ったとき、おそらく実母だと思いつつも、「実のお母さんですよね」と確認するのが習性になっています。やはり説明をする相手は、患者さんご自身とご主人であるのがベストですが、ご主人の代わりが実母ならベターです。いきなり義母に込み入った話がいった場合、ややこしいことになる危険性があります。出産の際も、退院直後の体が完全に自由がきかず、不慣れな赤ちゃんの世話をしなければならないときに、そばにいてくれるのが実母と義母では雲泥の差があるでしょう。

　他県などに嫁がれた方が、出産が近くなった時期に実家に帰省し、実家の近くの病医院で出産することを、里帰り出産と呼んでいます。里帰り出産には、慣れた実家で家族（特に実母）からの支援、教示が得られるという大きなメリットがあります。しかし、病院を替わることによる情報伝達ないし出産病院スタッフとのコミュニケー

ション不足、それに夫の育児参加の遅れの二つがデメリットとして挙げられます。夫が育児に積極的に参画する欧米では里帰り出産という文化はなく、日本だけの風習ともいわれています。

このデメリットを小さくするために、まずは出産する方の病院を多めに受診することをおすすめします。遅くとも32週には出産する病院を受診すれば、妊婦健診も5〜7回は受診できるでしょうし、その病院の助産師とバース・プラン等についてしっかり話し合えるでしょう。もし特別な問題がある場合は、妊娠6カ月までに一度受診しましょう。

もう一つは夫の取り込みです。可能であれば、夫立ち会い出産も検討しましょう。帰省後も休日を利用して、なるべく実家に来てもらいましょう。出産の退院後は赤ちゃんの様子などをまめに連絡して、体験を共有することが大切です。今はスマートフォンのビデオ通話もあり、いい世の中になりました。

済生会新潟病院では、初産婦さんの19.5％、経産婦さんの13.9％、全体で17.3％ が里帰り出産でした。図は25年間で里帰り出産をされた、3,514人の居住地の分布を示します。東京都が790人とトップで、続いて新潟県内（上・中越など）746人、神奈川県396人、埼玉県339人と続きます。東京、神奈川、埼玉は人口も多いわけですが、各都道府県の人口で割った比率でみても、この3都県が里帰りの「御三家」です。

北海道は45人、沖縄県が意外に多く18人で、中国・四国・九州では広島県の22人に次いでいました。表題の京都府は30人で、年に1人強の里帰りがありました。島根県、山口県、高知県、宮崎県の4県は1名のみで、新潟からみて縁の薄い県といえます。しかし、25

年間で全ての都道府県から里帰りがあり、新潟の女性が全国展開している状況が浮き彫りになりました。

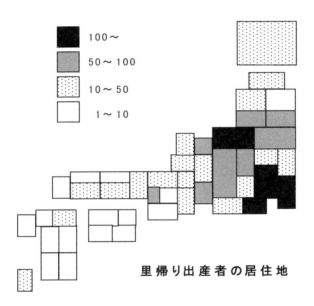

里帰り出産者の居住地

参考文献

〈い〉…【母乳育児】　8ページ

・World Cancer Research Fund/American Institute for Cancer Research. Diet, Nutrition, Physical Activity and Cancer: a Global Perspective. Continuous Update Project Expert Report 2018.

・Collaborative Group on Hormonal Factors in Breast Cancer. Breast cancer and breastfeeding. Lancet 360:187-95, 2002.

〈ろ〉…【流産】　11ページ

・厚生労働研究班データ2011　不育症治療に関する再評価と新たなる治療法の開発に関する研究

〈へ〉…【妊婦貧血】　23ページ

・ガールズちゃんねる　貧血あるある　https://girlschennel.net/topics/3083895

〈と〉…【産婦人科医師不足】　26ページ

・村上龍　『13歳のハローワーク』幻冬舎　2003　ISBN 978-4-344-00429-0

・厚生労働省ホームページ
　https://www.mhlw.go.jp/content/10904750/000872952.pdf

〈わ〉…【早産】　44ページ

・Murakawa H, Utsumi T, Hasegawa I, Tanaka K, Fujimori R. Evaluation of threatened preterm delivery by transvaginal ultrasonographic measurement of cervical length. Obstetrics and Gynecology 82:829-32, 1993.

〈か〉…【悪阻】　47ページ

・中谷彰宏　『本当の自分に出会える101の言葉』　ダイヤモンド社　1998　ISBN 978-4-478-70163-8

・中谷彰宏　『うまくいかなくて、ちょうどいい。』　あさ出版　2023　ISBN 978-4-86667-635-7

・中谷彰宏　『人生をムダにしない50の小さな習慣』PHP文庫　2002
　ISBN 978-4-569-57676-3

〈つ〉…【双胎妊娠】　62ページ

・大島昌宏　『結城秀康』PHP文庫　1998　ISBN 978-4-569-57105-8

〈む〉…【不妊症】　74ページ

・小川糸　『つるかめ助産院』集英社文庫　2012　ISBN 978-4-08-746846-5

〈う〉…【代理出産】　77ページ

・朝日新聞「声」2021年2月8日

〈さ〉…【胎児の成長】　116ページ

・和光堂編　『ハッピー子育て川柳』金の星社　2006　ISBN 978-4-323-07085-8

〈き〉…【会陰切開】　119ページ

・戸田律子（訳）『WHOの59カ条　お産のケア実践ガイド』農文協　1997
　ISBN 978-4-540-97043-6

〈し〉…【胎動】　131ページ

・角田光代　『予定日はジミー・ペイジ』新潮文庫　2010
　ISBN 978-4-10-105827-6

〈ゑ〉…【日本の少子化問題】　134ページ

・筒井淳也　『未婚と少子化』PHP新書　2023　ISBN 978-4-569-85616-2

〈も〉…【赤ちゃんの性別】　140ページ

・愛媛県　https://www.pref.ehime.jp/uploaded/attachment/88945.pdf

〈す〉…【成人病胎児起源説】　146ページ

・Barker DJ, Winter PD, Osmond C et al. Weight in infancy and death from ischemic heart disease. Lancet 2:577-80, 1989.

(おわりに)

― 赤ちゃんにやさしいお産とは ―

　WHO（世界保健機関）とUNICEF（ユニセフ／国際連合児童基金）は共同で、赤ちゃんが人生を最良な形でスタートするためには母乳で育てられるべきであるとし、地域の母乳育児を推進する産科施設を「赤ちゃんにやさしい病院（Baby Friendly Hospital（BFH））」として認定しています。済生会新潟病院は2008年に新潟県内で初のBFHに認定されました。

　当院での母乳育児支援が深まるにつれ、「赤ちゃんの顔に（ストレスによる）引っかき傷がなくなった」「赤ちゃんがおっぱいをおいしそうに飲むようになった」などとスタッフが気付き始めました。BFHの訪問審査の際も、審査員の先生から「この病院で生まれた子はしっかり人の目を見ます。母乳で育った証拠ですね」とお褒めをいただき、母乳育児というのは本当に赤ちゃんに優しいのだと教えられました。

　「赤ちゃんにやさしい病院」を標榜するからには、お産も赤ちゃんに優しいものでなくてはなりません。では「赤ちゃんにやさしいお産」とはどのようなものでしょうか？

　生まれた赤ちゃんが、すぐに啼泣（ていきゅう）して、手足を力強く動かし、そして間もなくピンク色になっていく―このように元気であることが大前提です。

近年、母子の安全性を考慮して帝王切開による出産が増えています。帝王切開で元気に生まれたならば、赤ちゃんに対する「やさしさ」として、最低条件はクリアしたといえます。しかし赤ちゃんの立場に立ってみますと、特に予定の帝王切開では、陣痛というシグナルなしに、いきなり外界に取り出されますので、かなり不快に感じているはずです。予定の帝王切開後には、赤ちゃんの肺に液体が残留して呼吸異常をきたす「新生児一過性多呼吸」が時々みられることにも示されています。

　本書92ページ「やさしいねゆっくりなお産赤ちゃんに」の項でも述べた通り、お産のときに、赤ちゃんはゆっくり降りて来るのが好きなのではないかと思われますし、当院のデータでもそれが示されています。子どもたちに対しては、彼らのやりたいように大人は見守ります。同じくお腹の赤ちゃんの好きなように待つのがお産の基本です。

　もちろん適切な胎児心音のモニタリングをはじめ、何かあればすぐに出してあげられる吸引・鉗子(かんし)分娩などの技術や迅速に帝王切開できる環境整備も重要です。骨盤位の経腟分娩なども、できれば先輩から後輩に引き継ぎたい技術です。

　「赤ちゃんにやさしいお産」は、お産をするお母さんにとっても優しいものでなければなりません。いつもそばにいてくれる優しい助産師さんを中心に、立ち会いの愛する

ご主人、必要時には無痛分娩もしてくれる頼れる麻酔科の先生、赤ちゃんの強い味方・小児科の先生、そして司令塔である私たち産婦人科医、みんなの力が必要です。これからも皆がone teamで妊婦さんを支え、元気な赤ちゃんを迎え、感動と幸せを分かち合えるよう、願ってやみません。少子化ゆえに、お産一件一件の価値もより高まり、より輝いてくるはずです。

《Copyright》

■ 11 ページ
LOVE ME TENDER
(Written by Vera Matson / Elvis Aaron Presley)
Ⓒ by Elvis Presley Music / ABG Elvis Songs
Rights for Japan controlled by Universal Music Publishing LLC.
Authorized for sale in Japan only.

LOVE ME TENDER
Words & Music by Elvis Presley & Vera Matson
Ⓒ 1956 by ELVIS PRESLEY MUSIC SUSAN ABERBACH TRUST
All rights reserved. Used by permission.
Rights for Japan administered by NICHION, INC.

■ 135 ページ
IF YOU SAY MY EYES ARE BEAUTIFUL
Words & Music by Elliot Willensky
Ⓒ by MUSIC CENTER
All Rights Reserved. International Copyright Secured.
Print rights for Japan controlled by Shinko Music Entertainment Co., Ltd.

IF YOU SAY MY EYES ARE BEAUTIFUL
WILLENSKY ELLIOT A
Ⓒ 1986 BLACK STALLION MUSIC
Permission granted by FUJIPACIFIC MUSIC INC.

著者紹介

長谷川　功（はせがわ　いさお）

1958年山梨県甲府市生まれ。1983年新潟大学医学部卒業。1991年医学博士。新潟大学医学部産婦人科医局長、講師を経て、1998年済生会新潟病院赴任。2006年「生殖医療専門医」に新潟県で初めて認定される。2008年助産師スタッフとともに、済生会新潟病院をWHO／ユニセフによる「赤ちゃんにやさしい病院（BFH）」に導く。胎胞形成例の頸管縫縮術、骨盤位の外回転術や鉗子分娩などの小技を得意とし、生殖医療でも顕微授精や胚凍結のラボワークもこなせる数少ない医師である。2025年4月からARTクリニック白山で、生殖医療に引き続き従事する。

赤ちゃんにやさしいお産　いろはかるたにみる妊娠・出産の真相

2025（令和7）年4月6日　初版第1刷発行

著　者　長谷川 功

発　売　新潟日報メディアネット
　　　　【出版グループ】〒950-1125　新潟市西区流通3丁目1番1号
　　　　　　　　　　　　TEL 025-383-8020　FAX 025-383-8028
　　　　　　　　　　　　https://www.niigata-mn.co.jp

印刷・製本　株式会社 小 田

©Isao Hasegawa 2025, Printed in Japan
ISBN978-4-86132-878-7

落丁・乱丁本は送料小社負担にてお取り替えいたします。
定価はカバーに表示してあります。

JASRAC 出 2501432-501